le petit ABCdaire

SOPHROLOGIE

Sylvie Obé

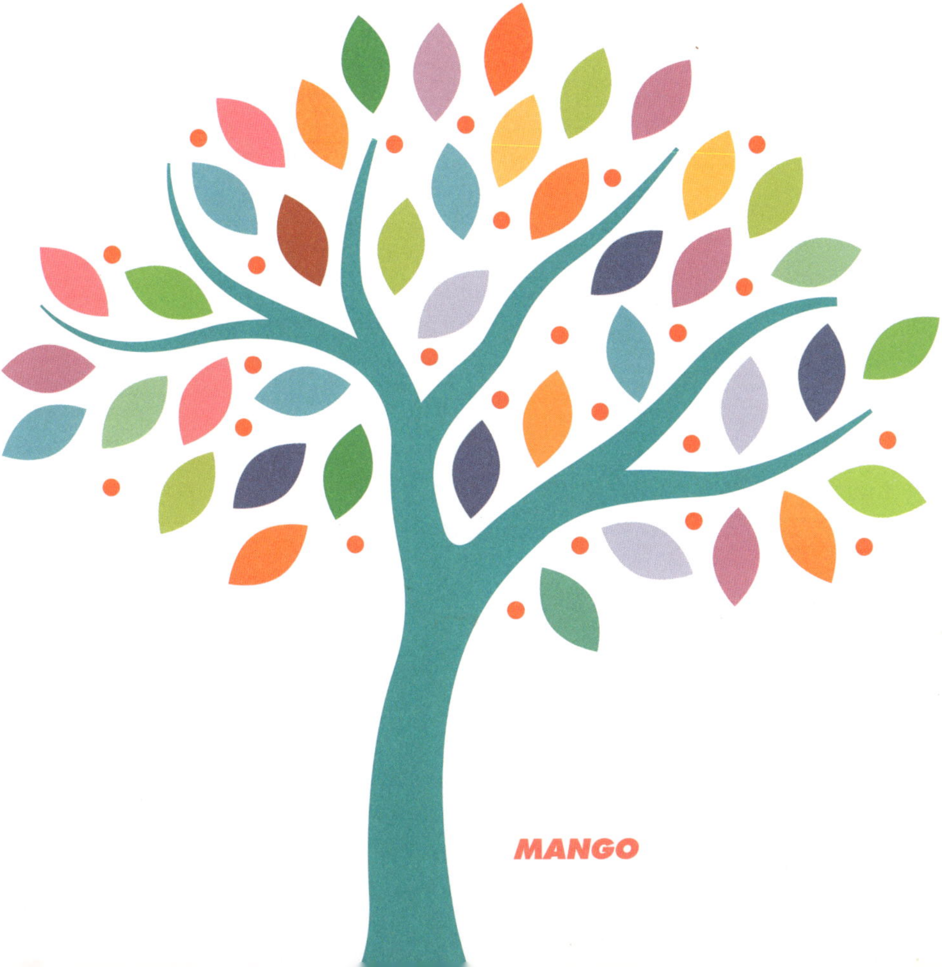

MANGO

Sommaire

L N

P R

S

T V

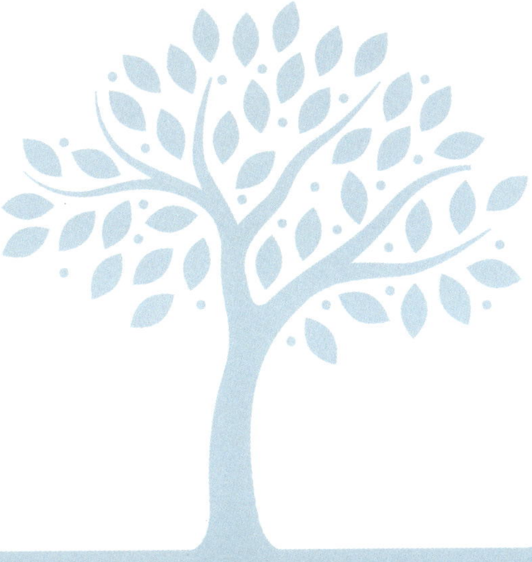

Avant-propos

Si vous ouvrez ce livre, c'est parce qu'enfin vous vous autorisez à accéder au mieux-être et que vous faites le pari que votre corps sera votre allié et votre ami sur ce chemin.

La sophrologie est une discipline psychocorporelle du mieux-être, efficace dans de nombreuses situations professionnelles, familiales et sociales. Elle a été mise au point par le neuropsychiatre Alfonso Caycedo, au début des années 1960, en s'inspirant du yoga, du bouddhisme tibétain, du zen japonais et de l'hypnose.

La sophrologie permet à chacun de bénéficier de ses bienfaits, lors d'un travail régulier, grâce à des techniques qui peuvent être utilisées au quotidien. C'est un art de vivre qui permet d'être mieux dans son corps, mieux dans sa tête et ainsi mieux dans sa vie, et de devenir acteur de son mieux-être.

Je vous invite à prendre rendez-vous avec vous-même, à écouter votre corps comme on écoute un ami, avec bienveillance, pour apprendre qui il est et le découvrir dans ses capacités, ses demandes, ses besoins, ses émotions, et s'enrichir ainsi de cette écoute pour retrouver l'harmonie entre le corps et l'esprit.

Que permet la sophrologie ?

- Retrouver la confiance en soi
- Mieux gérer son stress
- Apprivoiser ses émotions

- Améliorer la qualité de son sommeil
- Retrouver de l'énergie (moins de fatigabilité)
- Atténuer les symptômes liés au stress (migraines, troubles digestifs, cervicalgies, lombalgies...)
- Canaliser son irritabilité
- Retrouver ses capacités et ses ressources
- Améliorer sa concentration et sa mémoire
- Se projeter positivement dans l'avenir
- Développer ses capacités d'adaptation
- Mieux gérer les difficultés rencontrées dans sa vie familiale, sociale et professionnelle
- Apprendre à prendre du recul

Les techniques utilisées

- Techniques de respiration
- Techniques de relaxation musculaire
- Exercices de libération des tensions physiques, psychiques et émotionnelles
- Techniques de visualisation positive
- Relaxation dynamique

Pour bénéficier de ses bienfaits dans la vie active et quotidienne, la sophrologie nécessite de s'entraîner préalablement dans un environnement calme pour ne pas être dérangé et parasité lors de ce rendez-vous avec vous-même et votre corps.

Vivez chaque exercice comme si c'était la première fois, en vous laissant surprendre. Accueillez avec bienveillance et sans *a priori* toutes les sensations que vous ressentirez. Effectuez les pauses nécessaires entre les différents temps qui rythment les exercices pour écouter tous les messages que vous envoie votre corps.

À force d'entraînement, vous inscrirez et vous tracerez dans votre corps et dans votre pratique quotidienne le chemin qui vous permettra d'accéder à l'harmonie entre le corps et l'esprit.

Les techniques se pratiquent en posture assise et debout pour la plupart, ce qui vous permettra de les utiliser dans tous les domaines de votre vie (au travail, dans les transports, au sein de votre famille, en vacances et dans toutes les activités de la vie quotidienne).

« Ce n'est pas parce que les choses sont difficiles que nous n'osons pas, c'est parce que nous n'osons pas qu'elles sont difficiles. »

Sénèque

Ce manuel se veut pratico-pratique, adapté et adaptable à votre quotidien et à vos capacités et limites.

« Le plus beau voyage, c'est celui que l'on n'a pas encore fait. »

Loïck Peyron

Bienvenue dans l'univers de la sophrologie !

Introduction

Vivre les choses en conscience

- Vivre les choses en conscience, c'est vivre les exercices, les situations et les expériences en ramenant toute son attention dans l'instant présent, à l'écoute de toutes les sensations, toutes les émotions et tous les sentiments qui émergent.
- Vivre les choses en conscience, c'est aussi être plus **présent à soi et au monde.**
- Vivre les choses en conscience, c'est vivre tout ce qui se passe comme si c'était **la première fois**, sans passer par le prisme du mental et de ce que l'on croit savoir des choses, comme l'enfant qui les découvre et qui ne peut pas se référer à quoi que ce soit dans son expérience pour comparer et juger. C'est se laisser ainsi surprendre, et accueillir ce qui se présente sans jugement et sans *a priori*.

Être présent à ce que l'on fait

Quand vous faites quelque chose, ne faites qu'une seule chose à la fois. Évitez le multitâches qui risque de vous épuiser, de vous disperser et de vous perdre.
Savourez chaque instant qui passe avec vos **cinq sens*** (l'odorat, le goût, le toucher, la vue et l'ouïe) – grâce à eux nous percevons et nous vivons notre environnement.
Lorsque vous effectuez un exercice, soyez à l'écoute de tout ce que votre corps vous dit (chaleur, fraîcheur, légèreté, lourdeur...), toujours dans l'accueil bienveillant car votre corps est votre ami.

Lorsque vous marchez au bord de la mer, écoutez le va-et-vient des vagues, le chant des mouettes, sentez le vent qui soulève vos cheveux et caresse la peau de votre visage, respirez les odeurs marines, percevez vos pieds qui s'enfoncent dans le sable, regardez toutes les nuances de couleur du ciel (gris, bleu, violet, orange, rouge...), la profondeur de l'horizon et l'immensité de l'univers.
Si vous savourez un plat de votre enfance, laissez émerger tous les souvenirs agréables et vivez-les pleinement dans l'instant présent à travers vos cinq sens.

Être présent à soi

Toutes ces sensations et tous ces sentiments, personne ne peut vous les prendre ou vous les voler tant ils sont intimes, alors accueillez-les sans limites juste pour ressentir le bien-être et être présent à vous-même.

Mieux connaître son corps

Les muscles du corps sont des tissus composés de fibres musculaires qui se contractent lors des mouvements corporels. Ils sont au nombre de 600 environ.

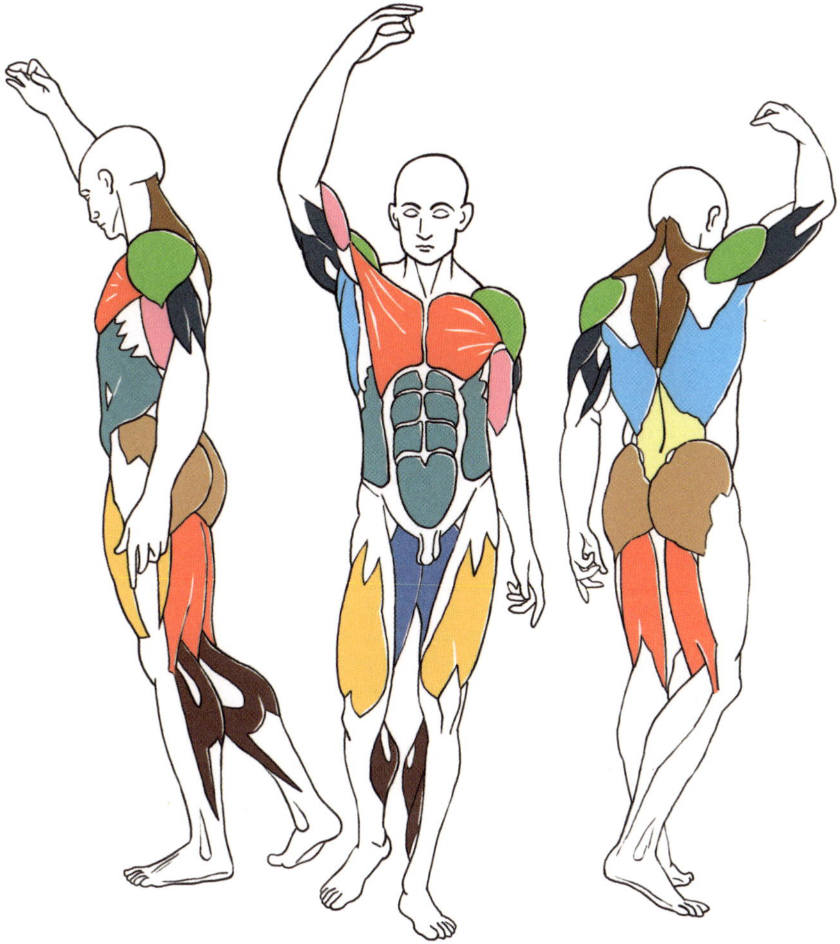

Muscles de l'épaule
Trapèzes
Pectoraux
Triceps
Biceps
Dorsaux
Abdominaux
Lombaires
Fessiers
Quadriceps
Ischio-jambiers
Adducteurs
Mollets

La colonne vertébrale

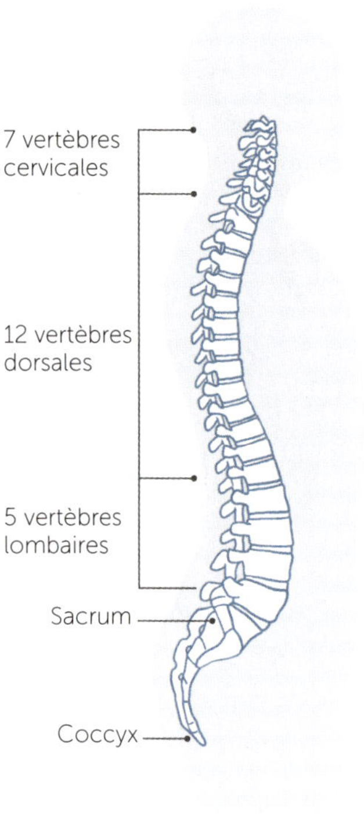

La verticalité

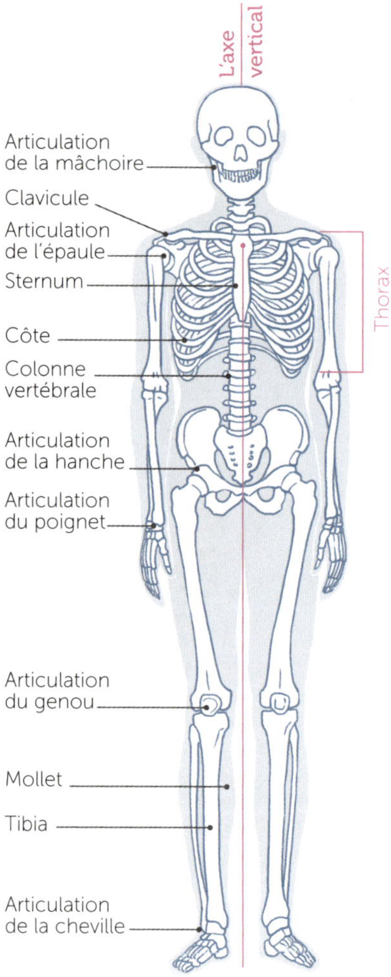

La **verticalité*** est le propre de l'homme. L'**axe vertical** part du sternum et divise le corps en deux parties symétriques.

Les voies respiratoires et l'appareil digestif

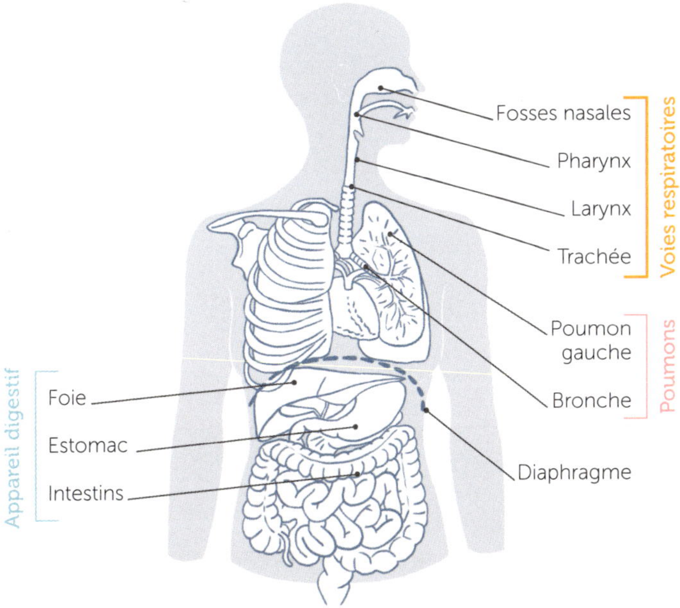

Le **diaphragme*** est le muscle essentiel de la respiration qui sépare la paroi thoracique de la paroi abdominale et qui masse délicatement les organes de la digestion sur le mouvement de la respiration.

Découvrir les cinq systèmes

Comme toute discipline, la sophrologie a son propre langage. En sophrologie, le corps est divisé en **cinq parties**, appelées **systèmes**. Au niveau de chaque système, il y a un **point d'intégration ou de concentration**.

L'intérêt de distinguer cinq parties dans le corps est de pouvoir les faire travailler soit indépendamment, soit simultanément, soit successivement.

	1er système	2e système
Correspondance	Visage Tête Cuir chevelu Front Sourcils Yeux Bouche Mâchoires Nez Oreilles Menton Tempes	Cou Nuque Épaules Face externe des bras Mains Doigts
Points d'intégration	Front (entre les yeux)	Gorge (au niveau de la thyroïde)

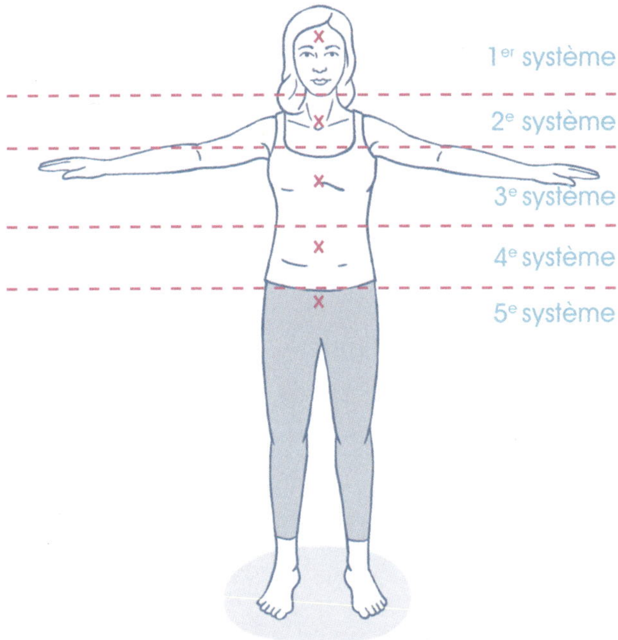

3e système	4e système	5e système
Thorax Poumons Cœur Haut du dos Face interne des bras Avant-bras Doigts	Abdomen Colonne Lombaire Organes de la digestion (foie, pancréas, intestins…)	Bassin Périnée Hanches Fesses Cuisses Genoux Mollets Tibias Chevilles Pieds Orteils
À la base du sternum	Quelques centimètres au-dessus du nombril	Quelques centimètres au-dessous du nombril

Les postures de base

En fonction des exercices à réaliser, je vous proposerai d'adopter une ou plusieurs postures. Il est important de bien vous installer, **dans une posture respectueuse de vos limites et de vos capacités physiques**, le corps toujours relâché au début de l'exercice.
Les postures assises sont au nombre de deux. Il est important pour ces postures que le siège utilisé vous permette de poser vos pieds bien à plat sur le sol, sans créer de tension dans les pieds et dans les jambes. Le mieux est d'utiliser un siège sans accoudoirs.

La posture assise de relaxation

Dans cette posture, vos pieds sont bien à plat, vos jambes dans la largeur du bassin, le dos en appui sur le dossier, la tête dans l'axe de la colonne vertébrale, les mains posées sur les cuisses sans tension, les épaules relâchées.

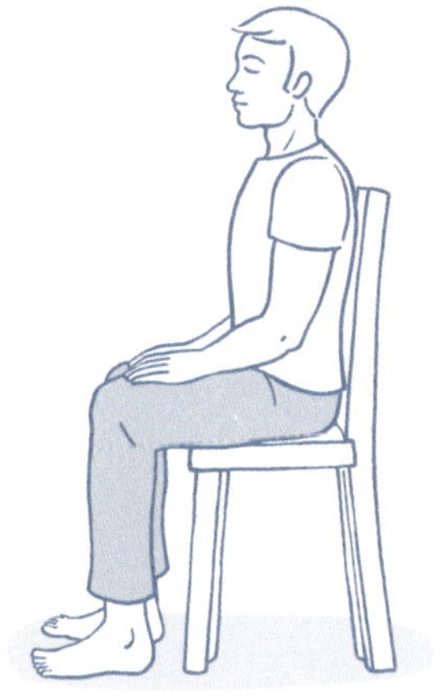

La posture assise de relaxation

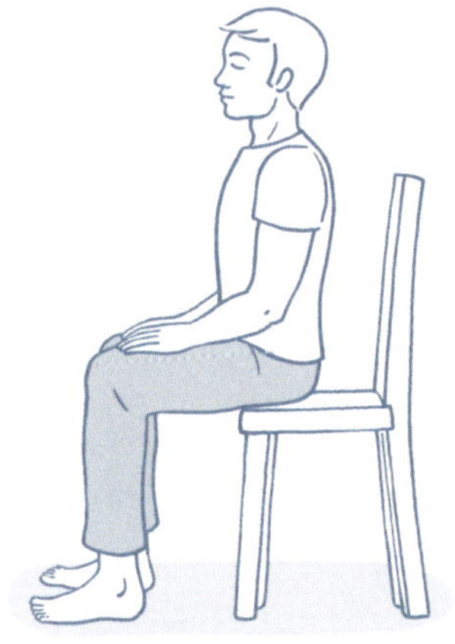

La posture assise dynamique

La posture assise dynamique

Dans cette posture, vous vous avancez sur le bord de la chaise, les pieds bien à plat dans la largeur du bassin, les mains sur les cuisses, la tête dans l'axe de la colonne vertébrale, le dos redressé (sans forcer), avec le sentiment d'être digne et bien présent au monde.

La posture debout

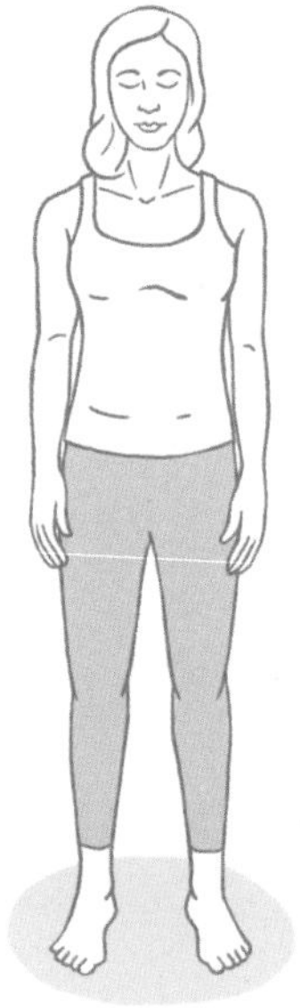

Dans cette posture, vos pieds sont bien campés (bien à plat), la tête dans l'axe de la colonne vertébrale, les pieds d'une largeur de bassin, les genoux légèrement fléchis comme si vous aviez l'intention de vous asseoir sur un petit siège, les bras le long du corps.
Relâchez vos épaules, vos mâchoires et votre corps. Redressez-vous, mais sans créer de tension. Vous êtes digne et dans la **verticalité***. Avec vos pieds posés bien à plat, vous êtes enraciné tel un **arbre*** dans la terre, la tête tirée vers le ciel comme par un fil.

La posture allongée

Dans cette posture, vous êtes allongé sur le dos, les mains le long du corps, si possible les paumes tournées vers le haut, la tête dans l'axe de la colonne vertébrale, les pieds écartés dans l'axe du bassin.

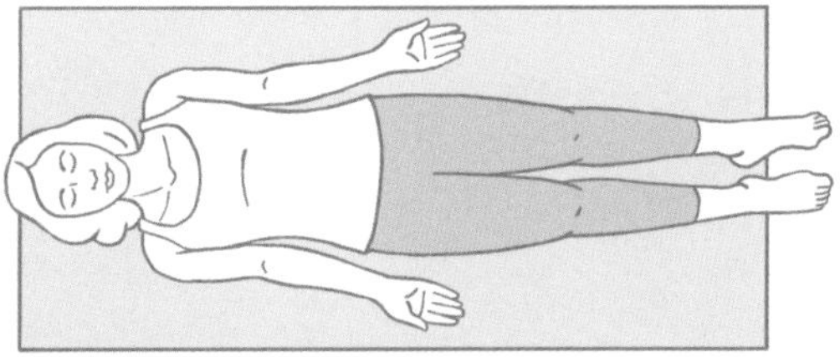

A

Agréable

Recentrage, relaxation

Objectif recherché

Pour apprendre à vous détendre, il est nécessaire de vous entraîner afin d'installer dans votre corps le chemin qui vous conduira à la **détente** et qui s'exprimera par des sensations corporelles agréables et un sentiment de bien-être.

L'agréable, une notion personnelle

Lors des exercices, lorsque vous ressentirez une sensation qui évoque pour vous **la détente et le bien-être**, n'hésitez pas à porter votre attention sur cette sensation et surtout à l'accueillir telle qu'elle se présente, sans jugement et sans *a priori*, presque étonné, tel un enfant qui découvre les choses pour la première fois, dans ce qu'il y a de plus spontané. Autorisez-vous à **vous laisser surprendre**, d'autant qu'habituellement, nous ne ressentons et nous ne vivons notre corps et notre existence qu'à travers le prisme de la difficulté de vivre et de notre mental qui se laisse emporter par nos pensées. Or, dans la vie, il y a plein de choses simples et agréables qui nous tendent la main, tel un doux parfum qui s'échappe, une caresse, un sourire à notre intention, un mot qui nous flatte, un oiseau qui chante…

Les sensations agréables sont variables et très personnelles : chaleur, picotements, fourmillements, engourdissements, légèreté, fraîcheur, lourdeur, gargouillis, sensation de mou, s'enfoncer, se sentir rempli ou plein d'énergie, entendre son cœur battre, sentir le **sourire*** qui s'inscrit sur le visage et dans le corps, se sentir libre, en confiance, en sécurité... Comment se traduisent toutes ces sensations agréables dans votre corps ?

Commencez à cultiver cet **art de vivre** en prenant conscience de ce que vous pouvez ressentir quand vous vous sentez bien dans votre vie de tous les jours et lorsque vous effectuez les exercices. C'est une manière d'amener à votre conscience ce qui est bon pour vous et de laisser entendre à votre corps que vous l'autorisez à ressentir le bien-être sans limites.

C'est aussi une manière de reconquérir **le positif** et **l'agréable** pour leur redonner de la place et repousser les frontières de l'espace qu'occupent le négatif et le désagréable qui parasitent votre existence.

Par ailleurs, ressentez chaque sensation agréable comme si c'était la première fois, sans la comparer à une sensation similaire ressentie antérieurement. Vous verrez qu'elle a une saveur différente qui lui est propre et que vous la goûterez autrement.

Prenez un instant, chaque jour, pour mettre des mots sur l'agréable, tel que votre corps vous le fait entendre.

Ancrage

Concentration, recentrage

Objectif recherché

Être bien ancré dans la vie, c'est prendre racine, pour prendre sa place et tenir sa place.

Exercice pratique

En posture debout, bien campé sur vos deux pieds, la tête dans l'axe de la colonne vertébrale, redressez-vous sans forcer, les bras le long du corps, fléchissez légèrement vos genoux, relâchez vos épaules, vos mâchoires et tout votre corps.

Prenez contact avec votre respiration et portez votre attention sur votre ventre qui se soulève et qui s'abaisse. Laissez-vous bercer par ce mouvement.

En maintenant la posture, fermez les yeux et amusez-vous, plusieurs fois, à porter tout votre poids sur l'avant de vos pieds, sans jamais les décoller, puis, alternativement, sur les talons. Restez bien dans l'axe vertical en penchant votre corps de plus en plus, dans le respect de vos limites, avec la sensation de vous enfoncer dans le sol et en visualisant simultanément des racines qui partent du dessous de vos pieds et de vos orteils et qui s'enfoncent dans le sol.
Durant l'exercice, votre respiration est libre et naturelle et vos épaules sont bien relâchées.

Immobilisez votre corps et laissez-le s'enfoncer dans le sol, tiré par les racines, et prenez conscience de votre **verticalité***, comme si au-dessus de votre tête un petit fil vous tirait vers le haut.

Visualisez-vous alors dans cette posture, digne et robuste comme un **arbre***, et ressentez ce que cela fait de **prendre sa place**. Prenez un temps pour intégrer toutes les sensations.

Bougez vos doigts, vos bras, tout votre corps comme pour vous remettre en mouvement, puis ouvrez doucement les yeux.

Arbre

Ancrage, confiance en soi, énergie

Objectif recherché

Cet exercice renforce la **confiance en soi***.

Exercice pratique

En posture assise, sur le bord de votre chaise, prenez conscience de vos points d'appui. Fermez vos yeux, relâchez vos épaules. Déplacez votre attention sur votre respiration abdominale et laissez-vous bercer par le mouvement de votre ventre qui se gonfle à l'inspir et se dégonfle à l'expir. Effectuez une **détente musculaire*** en imaginant un flux partir du haut de la tête et, palier par palier, venant relâcher chaque petit muscle sur chaque zone concernée jusque dans les pieds.

Visualisez à un mètre de vous environ un arbre robuste connu ou imaginaire, dans un paysage de votre choix, et balayez-le de votre regard du sol jusqu'en haut. Laissez venir à vous et en vous les sensations et les émotions que cet arbre vous procure.

Pour mieux vous imprégner de l'arbre, je vous invite à prendre l'arbre dans vos bras et à déposer votre joue sur le tronc.

Percevez l'arbre avec tous vos sens : les reliefs de son écorce sous la pulpe de vos doigts, ses odeurs, ses couleurs, le bruit du vent dans ses feuilles, ses craquements, sa fraîcheur, sa largeur, sa hauteur et tout ce qui se présente à votre conscience.

Peut-être pouvez-vous sentir la sève qui circule. Visualisez les racines qui s'enfoncent dans le sol et les branches qui s'étirent vers le ciel.

Puis, en posture debout, les pieds bien à plat (ou en posture assise dynamique si vous le préférez), tout contre votre arbre, ressentez que vous ne faites plus qu'un, lui et vous, et c'est ainsi que du dessous de vos pieds, vous sentez **des racines** qui émergent, qui grandissent et qui s'enfoncent dans la terre.

Sur l'inspir, je vous invite à lever les bras vers le ciel et à vous étirer comme pour le toucher. Dans ce mouvement, sur une respiration libre et naturelle, ressentez la sensation de vous enraciner, de vous grandir et de prendre votre place dans l'espace.

Les bras encore levés ou le long de votre corps, dans le respect de vos limites, ressentez l'énergie de la sève qui circule des racines jusqu'au sommet de l'arbre. Sentez l'**énergie de la terre** qui parcourt votre corps de la plante de vos pieds jusqu'à l'extrémité de vos doigts et vous remplit.

Visualisez maintenant au-dessus de votre tête le **soleil*** qui diffuse une douce chaleur et une douce énergie, et laissez-les circuler dans tout votre corps de la tête jusqu'aux pieds.

Sur l'inspir, faites entrer toutes ces énergies de la terre et du ciel dans toutes les parties de votre corps, dans tous les organes, dans tous les tissus puis, sur l'expir, diffusez-les en vous comme pour vous en remplir. Bien enraciné, rempli d'énergie, comme l'arbre, vous vous sentez sûr de vous, confiant, inébranlable, solide, robuste. Rien ne peut vous déstabiliser. Reprenez contact avec votre respiration et ouvrez les yeux.

B

Bâillement

Oxygénation, vivification, stimulation, détoxification, anti-stress

Objectif recherché

Le bâillement, excellent déstressant, permet de **se libérer des tensions* et des énergies négatives**. C'est aussi une très bonne source d'**oxygénation** pour les cellules, le cerveau et les muscles. La médecine chinoise considère qu'il aide à détoxifier le corps en stimulant le foie.

Le bâillement est **un réflexe naturel** très bénéfique qui se déclenche le plus souvent autour du **sommeil***.
Au réveil, il permet d'ouvrir les voies respiratoires et les muscles concernés et de remettre le corps en mouvement. Lorsque la fatigue s'installe, il redonne un **coup de fouet*** et réactive la vigilance. Il vous indique aussi, au volant, qu'il est temps de faire une pause.

Lorsque vous bâillez, autorisez-vous à vivre pleinement ce réflexe naturel, ne le retenez jamais et laissez-le s'exprimer dans tout votre corps.
Pour l'apprécier davantage, exercez-vous à percevoir votre corps en mouvement et les sensations que le bâillement procure à l'inspir et combien cela remplit, puis savourez en conscience toutes les sensations de relâchement sur l'expir et sentez comme c'est bon.

Exercice pratique

Exercez-vous et autorisez-vous à bâiller volontairement plusieurs fois par jour, sans retenue.

Sur l'inspir, ouvrez grand la bouche et laissez-la ouverte le plus longtemps possible, en étirant vos bras jusqu'à ce que le bâillement se déclenche et se déploie dans tout votre corps, puis relâchez tout sur l'expir.

Oxygénant, déstressant, vivifiant, stimulant, le bâillement peut s'utiliser n'importe où. Vivez-le pleinement sans jamais plus mettre votre main devant la bouche, sauf convention !

Bercement

Apaisement, recentrage, douceur, ancrage

Objectif recherché

Cet exercice vous apprend à vous apaiser et à retrouver votre calme intérieur, grâce à l'ancrage et au bercement du corps.

Exercice pratique

En position debout, les pieds posés bien à plat dans l'axe du bassin, les bras le long du corps, redressez-vous sans forcer, desserrez vos mâchoires, relâchez vos épaules et tout votre corps, puis fermez les yeux.

À l'écoute de votre respiration libre et naturelle, portez votre attention sur votre ventre qui se gonfle à l'inspir et de dégonfle à l'expir. Une fois votre respiration posée, vous pouvez commencer un exercice de **visualisation**.

Imaginez que vous êtes **une fleur**, **un végétal ou un petit arbre** dans un paysage de votre choix. Une légère brise caresse votre peau et joue avec vos cheveux.

Comme la tige ou le tronc, **votre corps commence sous l'effet du vent à se balancer** d'avant en arrière sans jamais décoller les pieds. Prenez plaisir à vous laisser bercer doucement, sentez comme c'est apaisant. Dans ce mouvement, laissez-vous porter en visualisant sous la plante de vos pieds des racines qui vous maintiennent bien dans le sol. Accueillez toutes les sensations.

Le vent vous fait ensuite basculer de droite à gauche. Et, en tourbillonnant, il vous fait dessiner avec votre corps des cercles vers la droite ou vers la gauche.

Enfin, au gré du vent plus capricieux, vous êtes bercé dans tous les sens, en avant, sur la gauche, en cercle, en arrière, en cercle, et ainsi de suite.

Durant cet exercice, soyez à l'écoute de vos sensations – sans jugement, dans la bienveillance et en les accueillant telles qu'elles se présentent – et du **calme intérieur** qui s'installe en vous.

À la fin de l'exercice, reprenez contact avec votre respiration et avec la température de la pièce, puis ouvrez les yeux.

Bien-être

Apaisement, anti-stress, énergie

Grâce à vos **cinq sens***, vous êtes relié à tout ce qui vous environne. Vous pouvez sentir, goûter, toucher ou être touché, entendre et voir.

Un certain nombre de choses vous procurent du bien-être, mais vous ne vous attardez pas car vous êtes happé par votre quotidien. Parfois même, vous ne savez même plus ce que cela fait dans le corps quand ça fait du bien !

Objectif recherché

Je vous propose, lorsque vous appréciez tout particulièrement une odeur, un goût, un bruit de la nature, un paysage, une texture... et que cette sensation vous procure du bien-être, de vous arrêter sur cet instant et de **prolonger l'expérience**.

Exercice pratique

Prenez le temps d'être à l'écoute de ce qu'une sensation agréable vous procure réellement : comment cela se manifeste dans le corps, à quel endroit cela vous fait du bien, comment cela vous remplit, quel sentiment se réveille, quelle émotion vous ressentez, quels souvenirs et quelles sensations viennent à vous.

Soyez dans l'accueil de tout ce qui se passe à cet instant, sans jugement, sans *a priori*, sans mentaliser.

Peut-être observerez-vous que vous fermez les yeux pour centrer toute votre attention sur ces sensations agréables et qu'un **sourire*** s'inscrit sur votre visage.

Puis, inspirez profondément ce bien-être, savourez-le, dégustez-le comme quelque chose de précieux et diffusez-le sur l'expir dans tout votre corps, dans toutes vos cellules, dans vos organes et dans vos muscles, pour vous en imprégner totalement, complètement.

Bras

Conscience du corps dans le mouvement

Objectif recherché

Cet exercice permet de prendre conscience du poids des bras et de la force de gravitation.

Exercice pratique

En posture assise de relaxation, prenez conscience de vos points d'appui, de la fraîcheur de l'air à l'inspir et de la chaleur à l'expir, puis entrez en contact avec votre respiration ventrale et fermez les yeux.
Inspirez par le nez, gonflez votre ventre.

Bloquez votre respiration et levez **votre bras droit** doucement à l'horizontale.
Prenez conscience du poids de votre bras, des sensations ressenties dans votre corps, sans jugement, dans l'accueil, comme elles se présentent.
Puis, sur l'expir par la bouche, projetez votre bras énégertiquement vers l'avant toujours à l'horizontale comme pour toucher quelque chose. Descendez-le ensuite lentement.

Posez votre main sur la cuisse comme lors de la position initiale et reprenez une respiration naturelle et libre.

À faire trois fois.

Effectuez ensuite l'exercice avec **le bras gauche**, trois fois.

Puis avec **les deux bras en même temps**, trois fois.

Prenez un temps pour accueillir toutes les sensations et tous les ressentis, toujours dans la bienveillance, et ouvrez les yeux doucement.

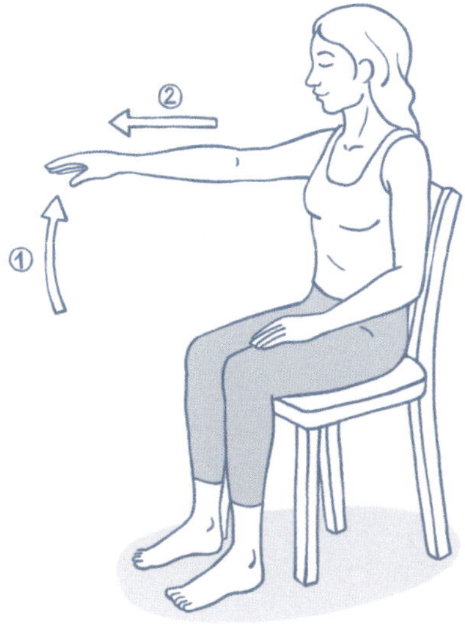

C

Chauffage corporel

Recentrage, oxygénation, apaisement, vivification, réchauffement

Objectif recherché

Ceci est un exercice de **relaxation dynamique** simple et rapide, qui vous permet de reprendre contact avec votre respiration abdominale, de vous recentrer sur vous-même et d'échauffer votre corps.

Exercice pratique

En posture debout, les pieds bien ancrés dans l'axe du bassin, relâchez vos épaules et desserrez votre mâchoire.

Le dos redressé, mais sans forcer pour ne pas créer de tensions, posez une main sur le ventre et l'autre en bas des lombaires.
Prenez conscience de votre respiration spontanée : le ventre se gonfle à l'inspir et se dégonfle à l'expir.

La tête maintenue droite, vous allez maintenant inspirer profondément par le nez : le ventre se gonfle et pousse votre main.

Ensuite, expirez par la bouche : votre ventre se dégonfle et vous poussez légèrement avec votre main sur l'abdomen pour faciliter l'expulsion.

Prenez votre temps pour bien sentir votre respiration abdominale puis, peu à peu, vous pouvez l'amplifier. Accélérez et respirez de plus en plus vite.
Ralentissez ensuite pour revenir à une respiration spontanée, puis recommencez deux fois l'exercice.

Dans un deuxième temps, effectuez l'exercice de la même manière trois fois, **la tête penchée en arrière**, puis trois fois **la tête penchée en avant**.

Durant tout l'exercice, je vous invite à être à l'écoute de toutes vos sensations et de tous vos ressentis sans jugement : soyez juste dans l'accueil de ce que vous ressentez.

Attention, le fait de travailler sur la respiration peut vous donner des sensations de vertige. Dans ce cas, pratiquez l'exercice à votre rythme et en douceur, toujours dans le respect de vos limites.

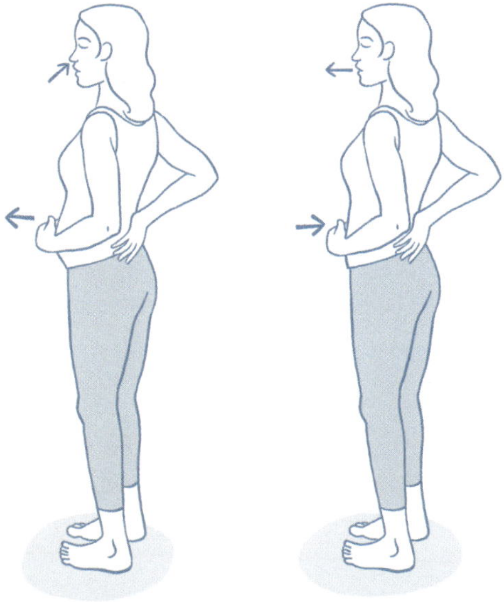

Cinq sens

Relaxation, anti-stress, douceur

Exercice pratique

En posture assise de relaxation, fermez les yeux. Relâchez vos épaules et installez-vous dans votre respiration ventrale. Relâchez tout votre corps de la tête jusqu'aux pieds en imaginant un filet d'eau d'une douce chaleur qui, en s'écoulant, vient détendre votre corps étage par étage (comme sous la douche), en décontractant chaque muscle.

En posture assise dynamique, pour **libérer les tensions***, inspirez profondément, bloquez votre respiration, pratiquez une douce tension du corps et, sur l'expir par la bouche, relâchez votre corps avec l'intention d'expulser les tensions. À faire trois fois.

Reprenez votre posture de relaxation pour vivre la présence de votre corps à travers vos cinq sens.

Portez vos mains sur **votre visage** et, avec douceur, touchez-le, épousez ses formes, caressez-le ainsi que **votre cuir chevelu et vos cheveux**, sentez la texture de la peau et des cheveux. Puis, ramenez vos mains sur vos cuisses et intériorisez les sensations ressenties à travers **le toucher**. Faites venir à votre conscience une situation dans laquelle ce sens était très présent et savourez-la.

Déplacez ensuite votre attention sur **votre nez**. Saisissez **l'odeur** du lieu et sa température, sentez vos mains, vos vêtements. Puis, ramenez vos mains sur vos cuisses et laissez venir à vous un parfum ou une odeur de la nature que vous aimez. Intériorisez les sensations ressenties à travers le sens de **l'odorat**.

Puis, portez votre attention sur **votre bouche**, vos lèvres, votre palais, votre langue. Amusez-vous à percevoir **le goût** de vos lèvres, de la peau autour de votre bouche, de votre salive, le goût de vos doigts, en prenant conscience de vos papilles en éveil. Puis, ramenez vos mains sur vos cuisses, intériorisez les sensations et abandonnez-vous à goûter par la pensée quelque chose que vous adorez (salé, sucré, la saveur d'un plat de votre enfance) et remplissez-vous.

Explorez maintenant le sens de **la vue**. Prenez conscience de **vos yeux**, de vos paupières fermées, de tous les petits muscles autour de vos yeux que vous pouvez relâcher, de la lumière du lieu, des couleurs ou des formes qui traversent vos yeux quand vous les fermez plus fort. Couvrez vos yeux de vos deux mains et accueillez les sensations. Puis, ramenez vos mains sur vos cuisses et faites venir à votre conscience un paysage que vous appréciez. Percevez ses couleurs, ses contrastes, ses formes, ses ombres. Intériorisez les sensations ressenties à travers ce sens.

Orientez maintenant votre attention sur **vos oreilles**. Écoutez **les sons** les plus lointains et les plus proches et le silence. Portez vos mains sur vos oreilles, bouchez-les, puis écartez vos mains de 1 cm, à plusieurs reprises et écoutez les différents sons. Puis, ramenez vos mains sur vos cuisses et laissez venir une douce mélodie ou un bruit de la nature (la mer, les oiseaux) et intériorisez les sensations ressenties à travers le sens de l'ouïe.

Prenez un instant pour accueillir toutes les sensations et ouvrez délicatement les yeux.

Colère

Libération des tensions, gestion des émotions

Objectif recherché

Cet exercice va vous permettre, dans le mouvement, de libérer la pulsion de colère qui est en vous, de sorte qu'elle ne prenne plus toute la place à l'intérieur de vous.

Exercice pratique

En posture debout, bien campé sur vos pieds, les mains le long du corps, relâchez vos épaules et prenez contact avec votre respiration ventrale.
Prenez conscience de tous les points d'appui du dessous de vos pieds sur le sol et fermez les yeux.

Laissez venir à vous cette **sensation de colère** et visualisez en face de vous un sac suspendu, dans lequel je vous invite à mettre tout ce qui déclenche chez vous de la colère ou de l'agressivité.

Sur l'inspiration par le nez, levez **le bras droit** à l'horizontale et ramenez le poing à hauteur de l'épaule droite, le coude en arrière.

Bloquez la respiration quelques instants tout en visualisant en face de vous le sac rempli.
Puis lancez, avec l'énergie correspondant à ce que vous ressentez, votre bras droit vers l'avant en soufflant par la bouche, avec l'intention de frapper le sac et de détruire tout ce que vous avez mis à l'intérieur. Vous pouvez aussi émettre un son ou crier sur

l'expir. Imaginez alors que tout ce qu'il y a dans le sac s'émiette et se liquéfie.

À faire trois fois.

Reprenez votre posture initiale pour récupérer, installez une respiration naturelle. Soyez à l'écoute de toutes les sensations et des sentiments, sans jugement, sans *a priori*, et ramenez le calme.

Ensuite, faites le même exercice avec **votre bras gauche**.

À la fin de l'exercice, reprenez contact avec votre respiration ventrale. Ouvrez doucement les yeux et, pour bien relâcher tout votre corps, effectuez **le saut du polichinelle***.

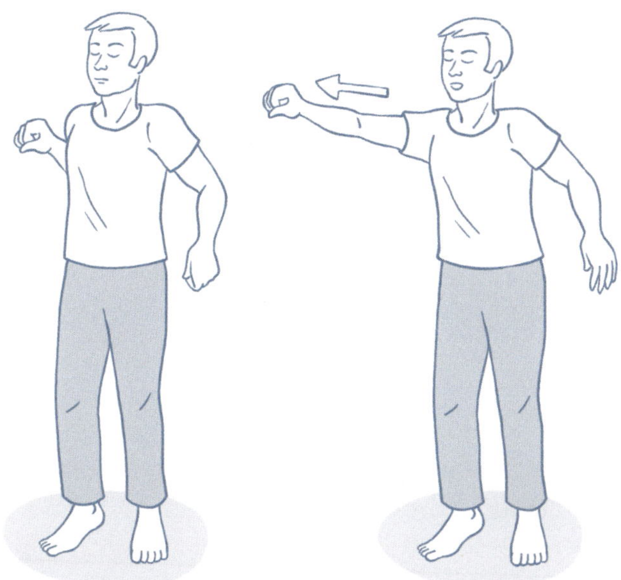

Concentration

Recentrage, défocalisation des pensées

La concentration, c'est **l'attention**, c'est le fait de mobiliser ses facultés physiques et mentales sur un sujet ou une action. Plusieurs facteurs peuvent troubler notre concentration : le stress, la fatigue, des émotions qui nous submergent et, très fréquemment, le flot incessant de nos pensées, c'est-à-dire nos ruminations. Lorsque nous pensons trop, il nous est très difficile de nous concentrer, ce qui peut être préjudiciable à notre travail ou à l'organisation de notre vie quotidienne.

Observez tout d'abord quelles sont les conditions favorables pour vous concentrer (le silence, le lieu, le cadre, le moment dans la journée...), et inversement, ce qui vient perturber votre concentration (le bruit, l'exécution de plusieurs tâches en même temps, l'environnement...).

Notez ci-dessous vos observations.

....

....

....

....

Si l'on porte son attention sur la respiration ou sur les points d'appui, on ne pense à rien d'autre. En déplaçant ainsi son attention, on se recentre sur **l'instant présent*** et on prend du recul par rapport à l'agitation environnante, à nos ruminations et à nos émotions parasites qui nous empêchent de nous concentrer.

Je vous invite alors à travailler votre capacité de concentration !

Objectif recherché

La concentration, il faut la travailler tant elle peut se laisser distraire ! Ces exercices vous entraînent à la concentration, et vous permettent aussi de vous défocaliser de vos ruminations ou de vos pensées parasites.

Exercice pratique n°1 : objet de la concentration

Dans un lieu calme où vous ne serez pas dérangé, installez-vous confortablement sur votre chaise et laissez-vous bercer par le mouvement de la respiration ventrale. Puis, portez votre attention sur un objet neutre (sans connotation affective) : un stylo, une bouteille d'eau minérale, votre télécommande… Essayez de vous concentrer sur l'objet sans vous laisser parasiter et observez ce qui se passe. Renouvelez l'exercice pour augmenter la durée de concentration effective.

Durant l'exercice, prenez conscience que votre corps et votre mental s'installent dans le calme et que votre respiration se pose.

Porter votre attention consiste à ne pas perdre le lien qui vous lie à l'objet par le biais de toute votre attention mentale et physique.

Déplacer son attention et prendre simultanément conscience de sa respiration et de ses points d'appui permet de **se défocaliser de ses pensées***, de ses **émotions*** et du **stress*** qui parasitent la concentration.

Exercice pratique n°2 : l'image d'un objet neutre

En posture assise, les pieds bien à plat, la tête dans l'axe de la colonne vertébrale, les mains sur les cuisses, relâchez vos épaules et fermez les yeux.
Prenez conscience de tous les points d'appui de votre corps, sur le dossier, sur l'assise et sur le sol.

Portez votre attention sur votre respiration, prenez conscience de l'air frais à l'inspir et de l'air chaud à l'expir. Installez-vous dans votre respiration abdominale calme et naturelle, à l'écoute de votre ventre qui se gonfle à l'inspir et se dégonfle à l'expir.

Relâchez votre corps de la tête jusqu'aux pieds en imaginant qu'un flux de détente parcourt votre corps et vient détendre successivement tous les muscles les uns après les autres, étage par étage : la tête, le cou, la nuque, les épaules, les bras, le thorax, le ventre, toute votre colonne vertébrale, le bassin, les jambes jusqu'au bout des pieds.

Puis, pour **libérer les tensions***, prenez une grande inspiration par le nez en gonflant votre ventre. Poumons pleins, créez une douce tension de votre corps et imaginez que vous jetez un filet de pêche dans toutes les parties de votre corps pour ramasser tout ce qui vous encombre, vous pollue, soit les ruminations, les douleurs, les tensions émotionnelles, psychiques et physiques. Ensuite, sur l'expir par la bouche, rejetez et expulsez intentionnellement tout ce négatif pour vous en débarrasser. À effectuer trois fois. Accordez-vous 1 ou 2 minutes pour ressentir et accueillir toutes les sensations.

Maintenant, laissez venir à vous **l'image d'un objet neutre** que l'on va appeler **objet de concentration** (une fleur, un caillou, un fruit, un objet imaginaire, une forme que vous appréciez). Laissez venir l'image qui se présente sans jugement, sans interprétation : prenez ce qui vient !
Focalisez toute votre attention sur cet objet et détaillez-le, amusez-vous à en faire le tour, à le regarder par-dessus, par-dessous, à essayer de le toucher, de le sentir. Imaginez ses couleurs, ses contrastes, sa luminosité, son volume, sa texture, sa densité, ses contours, et accueillez toutes les sensations que vous ressentez.

C

Maintenant, laissez partir votre objet et placez-le symboliquement en vous comme pour le ranger et le retrouver si vous ressentez le besoin de vous concentrer à nouveau. Prenez un instant pour accueillir toutes les sensations.
En conscience de votre capacité de concentration, reprenez contact avec vos points d'appui et ouvrez les yeux délicatement.

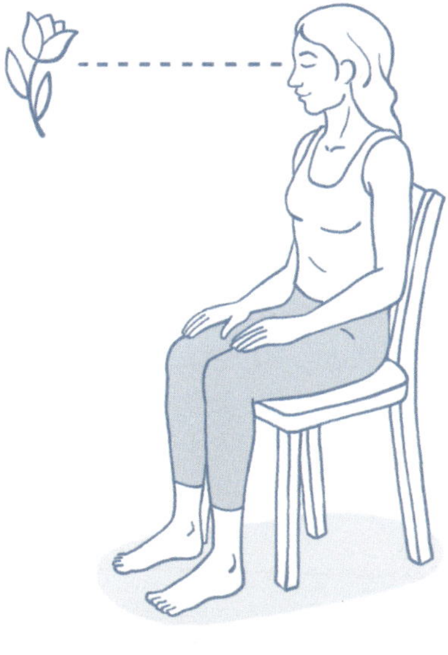

Confiance en soi

La confiance en soi, c'est **la conscience d'être à la hauteur** d'une tâche à accomplir, c'est être capable d'oser, c'est avoir le sentiment de pouvoir s'adapter face à une situation. Lorsqu'on la ressent, elle nous remplit, elle nous porte et elle nous rend plus audacieux. À l'inverse, **le manque de confiance en soi** se répercute dans la vie professionnelle, sociale et familiale. Il empêche d'être soi-même, de s'affirmer, de se respecter dans ses limites et ainsi de **se faire respecter**. De plus, nous agissons en fonction du regard que nous pensons que les autres vont porter sur nous ou de ce que nous pensons qu'ils vont penser de nous, sans être à l'écoute de **ce qui est bon pour nous**, dans la bienveillance et dans la douceur.

Reconquérir la confiance en soi et ne pas se laisser submerger par le manque de confiance en soi passe par la connaissance de son corps et l'apprentissage de plusieurs techniques.

Mieux connaître son corps, c'est être à l'écoute de ses manifestations et de ses sensations : qu'est-ce que je ressens lorsque je suis agité, stressé, irrité, paralysé, abattu, ou inversement, calme, serein, enthousiaste, léger, détendu ?

Force est de constater que tout est plus facile à réaliser ou à entreprendre lorsque l'on se sent serein et léger pour pouvoir avoir, face à différentes situations, le bon comportement ou la bonne réponse, que les techniques de sophrologie permettent d'acquérir.

Techniques de sophrologie qui permettent d'acquérir la confiance en soi

- S'ancrer pour prendre et tenir sa place (voir **Ancrage***).
- Respirer et détendre son corps pour se recentrer sur soi et ramener le calme (voir **Respiration***).
- Se libérer de ses tensions physiques, psychiques et émotionnelles (voir **Détente musculaire complète***).
- Se sentir robuste comme un arbre (voir **Arbre***).
- Sentir la verticalité et se faire de l'espace (voir **Verticalité*** et **Espace***).
- Apprendre à dire non (voir **Dire non***).
- Visualiser une situation de confiance en soi (voir **Réussite***).

Corps

Recentrage, présence à soi

Nous sommes tant dans le mental que nous oublions que notre corps nous porte et nous véhicule. Il est notre allié, il sait dire si une décision n'est pas bonne pour nous, il nous guide dans nos choix et, si l'on fait fausse route, il nous alerte tel l'amour d'une mère qui veille sur son enfant.

On le hait, on ne le respecte pas, on le brusque, on ne le remercie jamais assez. On prend conscience qu'il existe uniquement lorsque **des signes d'alerte** se manifestent ou lorsqu'il nous cloue au lit ou nous empêche d'effectuer certaines activités de la vie quotidienne. S'il n'arrive pas à se faire comprendre, le corps prend d'autres chemins et devient plus présent en se manifestant un peu plus fort ou un peu plus violemment pour être entendu.

Mais il ne s'exprime pas que par des gargouillis, des douleurs, des craquements, un poids sur les épaules, des maux de ventre. Il nous envoie aussi **d'agréables et de doux messages** auxquels nous ne portons que peu d'attention.
Pour apprendre à connaître votre corps et entendre ce qu'il a à vous dire, prenez rendez-vous avec lui et autorisez-le à vous parler sans le juger et sans *a priori*.

Dans notre corps, il y a de la vie. Nous respirons sans nous en apercevoir, nous recyclons les aliments, nous rejetons les déchets, nous fabriquons de l'énergie, nos organes fonctionnent, le sang circule...

Posez-vous les questions : Comment je respire ? Avec quoi je perçois ce qui m'entoure ? Qu'est-ce que je sens et avec quoi ? Qu'est-ce que je regarde et comment ?

Prenez un instant pour tenter de répondre à ces questions.

....

....

....

....

Emportés par le tourbillon de la vie et nos ruminations, notre relation au corps passe fréquemment par la douleur, les tensions, la sensation de fatigue…
Je vous invite à réfléchir à comment se traduit dans le corps – et uniquement dans le corps – le bien-être, un sourire, le rire, un beau paysage…

Prenez un instant pour essayer de traduire vos sensations et impressions en mots.

....

....

....

....

Le corps nous trahit à notre insu : les épaules affaissées, la tête basse, le buste gonflé… Notre **posture extérieure**, celle qui se montre à voir, reflète notre posture intérieure, soit notre **état d'âme**. Se libérer des mouvements de pensée et être à l'écoute de son corps, c'est revenir à l'essence même de qui l'on est au fond de soi. Posez-vous, prenez rendez-vous avec vous-même, écoutez votre corps et cherchez des réponses. Comment se manifeste le **stress*** ? Quand je suis triste, en colère ou dans la peur, comment mon corps l'exprime-t-il ?

Coup de fouet

Anti-stress, libération des tensions, énergie

Objectif recherché

Pour remettre le corps en mouvement, enchaînez **ces quatre exercices** qui vous redonneront de l'énergie et vous libéreront des tensions emmagasinées.

Exercice pratique

En posture debout, les pieds bien campés, les bras le long du corps, relâchez vos épaules et prenez trois grandes respirations en relâchant votre corps sur chaque expir. Vos pieds bien à plat, prenez conscience de tous les points d'appui au contact du sol et fermez les yeux si possible.

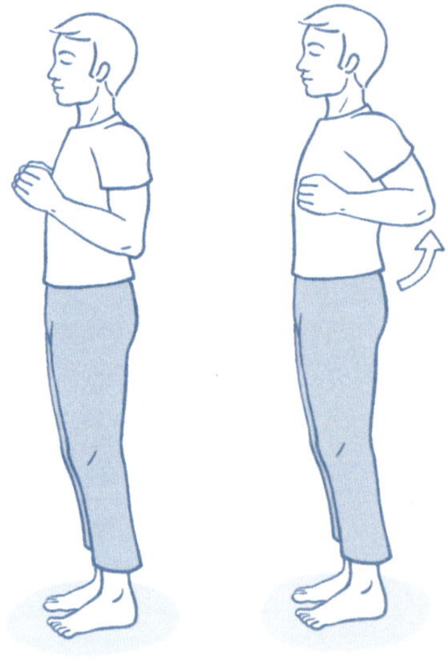

• Soufflet thoracique*
Commencez par effectuer l'exercice du soufflet thoracique. Remplissez-vous, ouvrez-vous et, sur l'expir, libérez intentionnellement les tensions. À faire trois fois, pour bien vous oxygéner et vous vivifier.

• Espace*
Reprenez une respiration calme et la posture debout. Imaginez devant vous un ballon contenant tout ce qui vous stresse ou mange votre énergie.

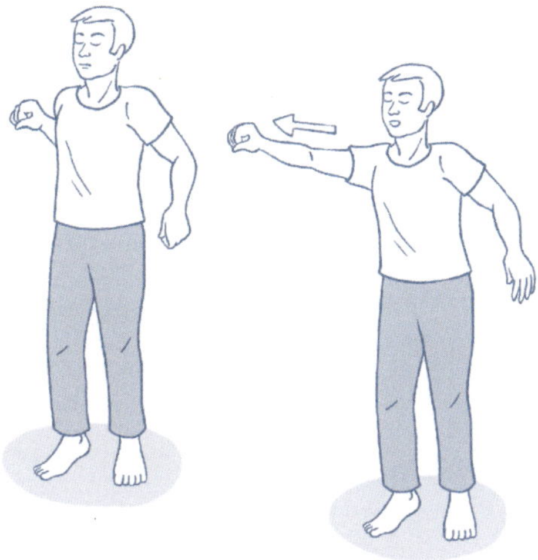

Sur l'inspiration par le nez, levez le bras de votre choix à l'horizontale et ramenez le poing à hauteur de l'épaule le coude en arrière.
Bloquez votre respiration, visualisez ce ballon, puis lancez énergiquement votre bras et votre poing avec l'intention de frapper dedans et de détruire tout ce que vous y avez mis. À faire trois fois.

- **Épaules***

Reprenez une respiration calme et libre. Secouez vos épaules pour vous libérer des tensions. Prenez une grande inspiration puis, en retenant votre souffle, secouez vos épaules plusieurs fois de suite et, sur l'expir, expulsez intentionnellement les tensions par la bouche. À faire trois fois.

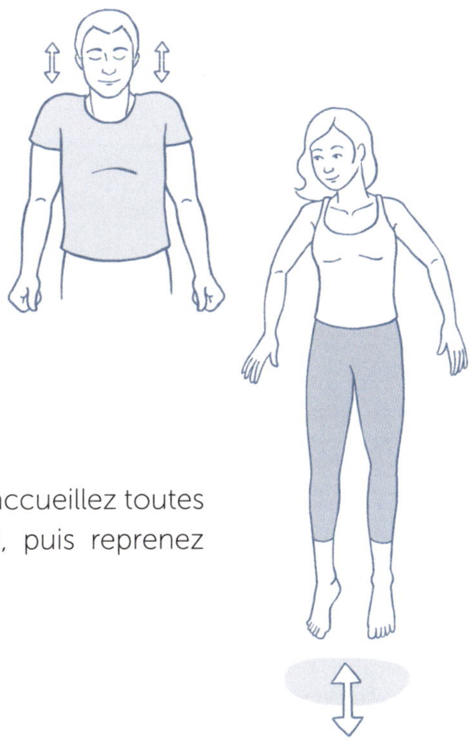

- **Saut du polichinelle***

Retrouvez votre posture initiale, accueillez toutes les sensations, ouvrez les yeux, puis reprenez votre activité.

Cueillette des cerises

Conscience du corps dans le mouvement, équilibre

Objectif recherché

Cet exercice est un exercice de visualisation qui permet de ressentir votre corps dans le mouvement et des sensations agréables à travers les cinq sens.

Exercice pratique

En posture debout, relâchez vos épaules, ressentez bien le contact du dessous de vos pieds sur le sol, la tête dans l'axe de la colonne vertébrale, les pieds dans la largeur du bassin. Prenez une grande inspiration par le nez et, sur l'expir par la bouche, relâchez votre corps, niveau par niveau, successivement :

- la tête
- le cou
- les épaules
- les bras
- le thorax
- le ventre
- la colonne vertébrale de haut en bas
- le bassin jusqu'aux pieds

Visualisez-vous ensuite **sous un cerisier**. Vous repérez une cerise juste au-dessus de votre tête (noire, rouge, blanche, bien mûre et qui ne demande qu'à être dégustée) : elle est irrésistible. Vous décidez de la cueillir. Pour cela, prenez une grande inspiration en gonflant votre ventre et en retenant votre souffle. Tendez votre bras droit comme pour la saisir et vous grandir. Vous vous placez sur la pointe du pied droit, le pied gauche restant à plat, l'idée étant d'étirer l'hémicorps droit.

Saisissez le fruit, sentez sa texture, sa forme, sa densité, sa température dans vos doigts. Puis, sur l'expir, relâchez tout votre corps et soyez à l'écoute de vos sensations.

Je vous invite ensuite à porter la cerise dans votre bouche et à savourer son goût, sa texture, sa densité, la saveur sucrée et l'éclat de son jus. Prenez conscience qu'à travers les sens du **goût**, du **toucher** et de la **vue**, votre perception de la cerise et des sensations ressenties sont d'une richesse absolue.

Ensuite, saisissez une autre cerise avec la main gauche. Soyez à l'écoute de vos sensations, laissez-vous surprendre.

Vivez tout cet exercice dans l'instant présent, sans *a priori* et sans jugement. Laissez partir ce cerisier, gardez en vous toutes les sensations.

Reprenez contact avec votre respiration ventrale, le contact de vos pieds sur le sol, ouvrez les yeux doucement.

D

Décrispation

Libération des tensions, relaxation, recentrage

Objectif recherché

Se décrisper en conscience est un excellent exercice pour prendre conscience de ce qu'il se passe dans le corps quand on est crispé, puis lorsqu'on se relâche.

Exercice pratique

En posture assise dynamique, crispez tour à tour toutes les parties de votre corps.

Commencez par votre tête, en respiration libre : faites des grimaces, marquez l'inquiétude, la concentration forcée, la peur, puis relâchez tout votre visage et votre cuir chevelu. Après une grande inspiration, retenez votre souffle et effectuez à nouveau cet exercice en prenant conscience de toutes les tensions sur votre visage et votre cuir chevelu. Puis, intentionnellement, sur une expiration par la bouche, expulsez, libérez les tensions et les crispations et prenez conscience de toutes les sensations liées à la détente qui s'installe.

Poursuivez successivement, au niveau du cou et de la nuque, des bras et des épaules, du thorax et du haut du dos, du ventre et des lombaires, des fesses et des jambes. Crispez-vous, contractez-vous, dans le respect de vos limites. Ensuite, de la même manière, inspirez, crispez-vous, retenez votre respiration, puis expirez par la bouche pour détendre les parties concernées.

Reprenez contact avec votre respiration abdominale et les bruits dans la pièce, puis ouvrez les yeux.

Défocalisation des pensées

Recentrage, concentration, anti-stress, amélioration du sommeil

Objectif recherché

L'objectif est d'apprendre à **se défocaliser de ses pensées** en déplaçant son attention au niveau du ventre.

Exercice pratique

D

Installez-vous confortablement en position assise de relaxation ou en position allongée. Fermez les yeux.

Laissez venir à vous **toutes les pensées qui traversent votre esprit**, constatez qu'elles défilent les unes après les autres, qu'elles se bousculent et que chacune dit « moi, moi, moi ». Peut-être pensez-vous au repas que vous devez préparer, à quelque chose qui vous soucie, à votre travail, à votre enfant à récupérer à l'école ou à bien d'autres choses.

Emporté par ce tourbillon, **votre mental est sous tension** ainsi que votre corps.

Je vous propose alors de regarder défiler vos pensées comme des nuages dans le ciel, en spectateur, avec curiosité, en prenant conscience qu'elles ne sont que des idées sans consistance et qu'elles ont cette faculté de prendre toute la place.

Déplacez maintenant toute votre attention sur votre respiration, prenez conscience de l'air frais à l'inspir et de l'air chaud à l'expir. En mettant vos mains sur votre ventre, installez progressivement une respiration abdominale et prenez conscience du mouvement de votre ventre qui se gonfle sur l'inspiration et se dégonfle sur l'expiration. Accompagnez avec douceur ce mouvement avec vos mains qui s'ouvrent, puis se referment sur votre ventre.
Observez que tout est calme à ce niveau et que rien ni personne ne peut venir vous importuner. C'est un lieu de paix !

Prenez alors conscience que vous avez le choix de suivre plutôt **le mouvement de la respiration** que le mouvement de vos pensées, essayez de bien sentir ce choix dans l'**instant présent*** où vous effectuez cet exercice.

Bougez les doigts, les pieds, reprenez conscience de vos points d'appui, puis ouvrez les yeux doucement.

Prolongement

Entraînez-vous à déplacer votre attention de vos pensées vers votre ventre. Utilisez ensuite cet exercice dans divers environnements et situations.

Détente musculaire complète

Anti-stress, recentrage, amélioration du sommeil, gestion des émotions

Objectif recherché

Je vous invite à détendre votre corps système par système, pour un bien-être complet.

Exercice pratique

D

En posture assise de relaxation, le dos en appui sur le dossier de la chaise, mettez vos mains sur vos cuisses et relâchez vos épaules et vos mâchoires. Prenez trois respirations profondes. Prenez conscience de vos points d'appui sur le sol, l'assise et le dossier.

Portez votre attention sur votre respiration, prenez conscience du circuit de l'air et installez-vous dans votre respiration abdominale : le ventre se gonfle et se dégonfle. Seul votre ventre se gonfle et accompagnez chaque moment d'inspir et chaque moment d'expir.

Tranquillement, portez votre attention sur **votre tête** et prenez conscience de sa forme et de ses contours, en vous aidant de votre respiration. Vous allez maintenant relâcher tous les petits muscles en commençant par le sommet de la tête. Sur chaque expiration, relâchez votre cuir chevelu, lissez votre front, relâchez vos tempes, défroncez les sourcils, détendez tous les petits muscles autour des yeux.
Vos paupières se font plus lourdes et la détente glisse sur les ailes du nez, sur vos joues, sur vos lèvres. Votre bouche et vos mâchoires se desserrent.

C'est tout votre **premier système** qui se relâche et qui s'abandonne à la détente. Sur chaque expiration, la détente s'accentue. Prenez le temps d'accueillir toutes les sensations avec bienveillance.

Puis, portez votre attention sur **le deuxième système** : le cou, la nuque, les trapèzes, les épaules, le dessus des bras, des avant-bras et des mains. De la même manière que précédemment, prenez conscience de sa forme et de ses contours en vous aidant de votre respiration. Relâchez tous les muscles, étage par étage, en imaginant que sur chaque zone concernée, sur chaque expir, les muscles se décontractent et se ramollissent. Essayez de laisser venir à vous cette image. Sur chaque expiration, la détente s'accentue. Prenez le temps d'accueillir toutes les sensations avec bienveillance.

Puis, pour **le troisième système**, de la même manière, accompagnez la détente de tous les muscles de votre cage thoracique et du haut du dos, de la face interne de vos bras, de vos avant-bras et de vos mains.

Pour **le quatrième système**, procédez de même pour le ventre et la partie lombaire.

Enfin, pour **le cinquième système**, détendez le bassin, le périnée, les hanches, les fesses, les cuisses, les genoux, les mollets, les tibias, les chevilles, les pieds et les orteils.

Tout au long de la séance, visualisez **un flux de détente** qui glisse sur chaque partie du corps et qui l'enveloppe délicatement avec l'image de chaque muscle en profondeur ou en superficie en train de se détendre et de se relâcher. À la fin de la séance, prenez un temps pour accueillir toutes les sensations et ouvrez doucement les yeux.

Détente musculaire rapide

Anti-stress, relaxation, amélioration du sommeil, gestion des émotions

Cet exercice vous sera utile en toute circonstance mais il est recommandé de le pratiquer en s'étant préalablement entraîné sur l'exercice de la **détente musculaire complète***. En effet, les exercices ainsi mémorisés vous permettront de pratiquer la détente musculaire rapide quand ce sera nécessaire.

Objectif recherché

En posture debout (file d'attente, dans le bus...), assise (au travail, au cours d'un repas...) ou allongée, utilisez le temps de l'expir pour installer le calme et la détente, étage par étage, de la tête aux pieds.

Exercice pratique

En posture debout, contactez votre respiration ventrale. Prenez conscience de votre tête et inspirez par le nez en gonflant votre ventre puis, sur l'expiration, par la bouche que vous allongez intentionnellement, installez la détente, comme si vous la souffliez à l'intérieur et sur la surface de la peau.

Puis, de la même manière, détendez successivement :
- Cou, épaules et bras.
- Thorax, ventre, toute la colonne vertébrale.
- Zone du bassin jusqu'aux pieds.

Pour accentuer la détente, utilisez votre **mot de calme*** que vous saisissez sur l'inspir et que vous formulez sur l'expir. Renouvelez l'exercice si nécessaire.

Diaphragme

Anti-stress, apaisement, détoxification, oxygénation

Le diaphragme joue un rôle primordial dans la respiration, c'est **le muscle de la respiration** par excellence (voir illustrations de l'introduction). Il sépare la paroi thoracique de la paroi abdominale et recouvre les viscères les plus hauts de l'abdomen.

Localisation

Il a la forme d'une grande coupole qui traverse la paroi thoracique d'avant en arrière. En avant, le point le plus haut de la coupole est situé un peu au-dessus de la pointe du sternum et, en arrière, le point le plus bas est situé au niveau de la vertèbre L3, soit au niveau de la taille.

Mouvement

Le diaphragme s'abaisse vers le bas sur l'inspiration ; il repousse les viscères et le ventre se gonfle. Il se relâche à l'expiration.
Ce mouvement régulier assure **un massage subtil des organes internes** qui se situent sous le diaphragme, notamment ceux de la digestion (le pancréas, le foie, la vésicule biliaire, les intestins). Le diaphragme contribue ainsi au bon fonctionnement de tous ces organes en les stimulant grâce à sa mobilité au rythme de la respiration.

Dysfonctionnement

Comme tous les muscles de notre corps, le diaphragme est **sensible au stress***. Il perd alors de sa souplesse et, s'il ne fonctionne pas correctement, la respiration est moins efficace et se situe en position haute, ce qui peut induire **une constipation**.

Objectif recherché

La respiration ventrale est la respiration de l'enfant qui dort. Elle est apaisante et déstressante. Du fait de ses vertus, vivez-la en conscience et cultivez-la pour ramener le calme en vous et stimuler vos organes de la digestion.

Exercice pratique

Pour vivre en conscience ce mouvement du diaphragme, je vous invite, en posture allongée ou assise de relaxation, à poser vos mains sur votre ventre et à fermer les yeux.

Votre ventre se gonfle et se dégonfle au rythme de la respiration. Imaginez alors le mouvement du diaphragme qui monte et qui descend délicatement et qui vient masser tous vos organes de la digestion. Percevez ce doux massage dans votre corps qui vient stimuler votre foie, vos intestins et votre pancréas. Sentez comme c'est doux, et laissez-vous bercer.

Dire non

Confiance en soi

Dire non, c'est exprimer ce que l'on ressent, ce que l'on refuse, c'est fixer ses limites et s'affirmer, mais c'est aussi prendre le risque de se voir jugé, de s'opposer et d'être peut-être moins apprécié ou moins aimé. C'est pour toutes ces raisons qu'il est parfois difficile de dire non.
Nous disons oui pour ne pas froisser les autres, pour ne pas déplaire et éviter le conflit ou les tensions, mais les tensions sont alors avec et en nous. En ne nous respectant pas, nous ne sommes pas bienveillant et doux à notre égard.

Dire oui, alors que tout au fond de soi et dans son for intérieur, tout dit non, peut avoir un impact sur ou dans notre corps (maux de tête, troubles du sommeil, troubles de la digestion, problèmes de peau et bien d'autres soucis de santé).

Expérience

Faites l'expérience de ressentir ce que cela fait dans votre corps de dire oui alors que vous vouliez dire non, sans vous juger, juste en spectateur bienveillant puisque l'on fait avec qui l'on est dans l'instant où nous vivons la situation.
Inversement, toutes les fois où vous dites non, savourez les sensations corporelles agréables et votre contentement ou votre fierté, et félicitez-vous.

Exercice pratique

En posture assise dynamique sur le rebord de la chaise ou en posture debout, les pieds bien ancrés, prenez une grande inspiration et installez-vous dans le rythme du va-et-vient de l'air. Relâchez vos épaules et vos mâchoires, puis tout votre corps.

Sur plusieurs expirations, en conscience, **libérez-vous des tensions***.

Faites venir à votre conscience une situation ou vous avez su dire non. Satisfait de vous, ressentez les conséquences dans votre corps. Visualisez votre **sourire*** qui se dessine sur votre visage et qui irradie en vous. Percevez les sentiments qui s'en dégagent (fierté, bonheur, plénitude).

Puis, pensez à une situation ou vous désirez dire non dans le respect de vos limites. Bien posté sur vos pieds, posez votre respiration pour ramener le calme en vous. Imaginez-vous dans un premier temps en train de dire non, et laissez venir en vous toutes les sensations liées à votre satisfaction et à votre fierté sans projeter et anticiper la réaction des personnes concernées.

Visualisez ensuite le lieu et les personnes concernées. Inspirez, retenez votre respiration et effectuez un « non » en déplaçant votre tête de droite à gauche plusieurs fois comme pour dire non, tout en prononçant le « non » ou en l'évoquant dans votre tête, puis expirez. Recommencez trois fois.

À la fin de l'exercice, prenez conscience des bruits, du contact de vos pieds sur le sol et ouvrez les yeux doucement.

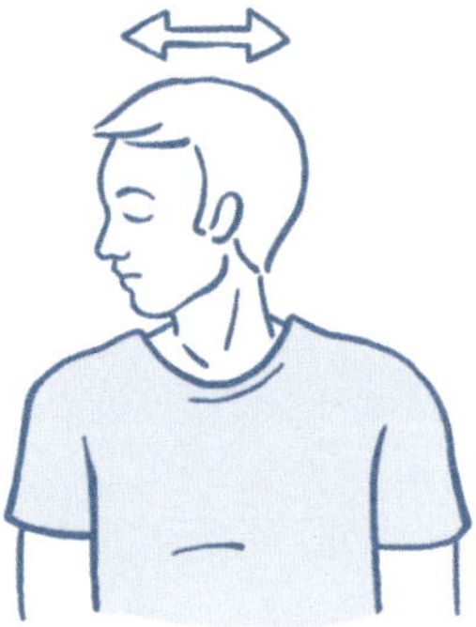

Prolongement

Je vous invite à l'avenir à ne plus vous précipiter pour répondre « oui » ou « non » et à être à l'écoute de ce qui est bon pour vous.

Que ressentez-vous ?

Qu'est-ce qui est bon pour vous ?

Dos

Libération des tensions, relaxation, apaisement

Le dos, cet axe de vie souple et solide à la fois, fait le lien entre le ciel et la terre et entre toutes les parties de notre corps, de la tête jusque dans le bassin. Prenez conscience de cela.

En avoir plein le dos !

Le **mal de dos** est très fréquent. Il touche de très nombreuses personnes au point de les empêcher de travailler, de pratiquer les tâches de la vie quotidienne, d'avoir certains loisirs et de bien dormir. Omniprésent, il peut être vraiment douloureux.

Le stress qui génère des contractures musculaires est une des causes du mal de dos. Apprendre à **gérer le stress***, c'est apprendre à prévenir ou à en atténuer les impacts.

Les tensions psychiques et émotionnelles viennent aussi se cristalliser au niveau du dos. De la même manière, les tensions physiques liées à de mauvaises postures peuvent s'exprimer dans le dos.

Objectif recherché

Pour apaiser ou atténuer vos douleurs, vous en distancier, voire les oublier, les exercices de **respiration***, la **détente musculaire*** et la **libération des tensions*** physiques, psychiques et émotionnelles (qui viennent se cristalliser au niveau du dos) peuvent être des outils efficaces pour reprendre contact avec votre corps dans **l'agréable***.

Faites aussi l'expérience de vous laisser surprendre par des instants suspendus où **la douleur est sous silence**, ces instants où vous oubliez que vous avez mal, ce qui, si cela arrive, signifie que c'est possible. Ne vous dites pas alors « ça ne va pas durer », mais prenez réellement conscience de ce qui se passe et n'appelez pas la douleur à revenir.

Exercice pratique

Dans la posture la plus accessible pour vous (si vous souffrez) ou dans les postures assise de relaxation, debout ou allongée si nécessaire, installez-vous confortablement pour ne pas créer de tensions supplémentaires, les pieds bien à plat, les jambes dans l'axe du bassin, la tête dans l'axe de la colonne vertébrale, les épaules relâchées et les mâchoires desserrées.

Prenez conscience de vos points d'appui et, sur chaque expir, déposez davantage votre corps.

Entrez en contact avec votre respiration ventrale et laissez-vous bercer par le mouvement du ventre qui se gonfle et se dégonfle.

Pour vous libérer de toutes les tensions, prenez une grande inspiration par le nez, coupez votre souffle et, sur la rétention, imaginez que vous ramassez et déposez dans un sac de votre choix tout ce qui vous encombre et vous pollue. Puis, sur l'expir, libérez-vous du contenu du sac avec l'intention de vous en débarrasser. À faire trois fois.

Ensuite, visualisez **votre colonne vertébrale** en prenant conscience de **vos vertèbres** qui se superposent les unes au-dessus des autres et de tous les muscles qui sont autour. Visualisez-les simplement, sans mémoriser les noms de chacun ; c'est inutile, l'important étant d'accompagner en conscience votre intention de relâcher chaque partie.

Pour détendre votre dos et le relâcher, visualisez **un flux de détente** (ou de l'eau qui coule), comme un massage subtil, qui parcourt et qui s'écoule tout le long de votre colonne vertébrale et qui, sur son passage, vient détendre chaque petit muscle autour de chaque vertèbre.

Sur son passage, ce flux vient décontracter tour à tour, étage par étage, tous les muscles aux niveaux cervical, dorsal, lombaire et sacré, jusqu'au coccyx.

Prenez conscience qu'au niveau de chaque zone concernée, chaque petit muscle autour de chaque vertèbre, traversé par ce flux de détente, se relâche, se détend et se ramollit, grâce à cette image ou cette suggestion.

Vous apprenez ainsi à relaxer votre dos pour prévenir **les dorsalgies** ou pour les atténuer ou les apaiser.

Prolongement

Cet exercice peut être effectué aussi sous la douche, en visualisant en conscience l'eau qui s'écoule et qui, tel un doux massage, vient détendre votre dos vertèbre par vertèbre, étage par étage.

E à J

Émotions

L'émotion est une réaction intense ressentie tant au niveau physique que psychique, occasionnée par une ou plusieurs stimulations (événement, pensée...).

Il existe **quatre émotions de base** : la peur, la **colère***, la tristesse et la joie.
L'émotion est une énergie. Si on l'enferme ou si on l'empêche de s'extérioriser, elle nous submergera jusqu'à nous faire perdre le contrôle, parfois. Si elle n'est pas libérée, elle s'inscrira dans le corps. Il faut donc éviter l'effet « cocotte minute » où l'on explose de manière disproportionnée face à l'événement déclencheur.

Il n'y a pas de bonnes ou de mauvaises émotions ; chacune a son utilité.

- **La colère** est salutaire, elle contribue à nous faire respecter dans nos valeurs et dans nos limites, elle nous aide à marquer notre territoire. L'important est de l'exprimer dans la non-violence.
- **La peur** sert à nous protéger et permet de réagir à un danger immédiat.
- **La joie** est une émotion qui nous remplit, qui nous stimule, elle ne doit pas être réfrénée.
- **La tristesse** est nécessaire pour passer d'une situation à une autre, faire le deuil pour s'adapter au changement.

Pour apprendre à gérer vos émotions et à ne pas vous laisser submerger, apprivoisez-les ! Accueillez-les dans la bienveillance et sans jugement, et autorisez-vous à les ressentir.

Au fil des jours, je vous invite à être à l'écoute de vos émotions et à tenir votre **carnet de bord**. Pour chacune d'entre elles, prenez le temps de noter vos sensations corporelles, vos ressentis, l'événement qui l'a déclenchée et comment elle s'est apaisée ou arrêtée.

Les écouter, les écrire et relire vos écrits est une façon de regarder ses émotions comme un spectateur, de prendre du recul et de prendre conscience de leur émergence et des conséquences.
Mieux connaître ses émotions, c'est mieux les anticiper, mieux les comprendre et mieux les accompagner, les canaliser et les apaiser.
Mettez des mots sur ce que vous ressentez en commençant votre formulation par le « je ».

Quelques exemples

- **Pour la tristesse :** je ressens l'envie de pleurer, un poids dans la poitrine, la gorge serrée... Je me sens déprimé, abattu, découragé, sombre, pessimiste...
- **Pour la colère :** je ressens mes mâchoires serrées, tout mon corps tendu, je suis crispé, mes gestes sont brusques, mon corps comme dans un étau... Je me sens irritable, violent, agacé, agressif, susceptible...
- **Pour la peur :** mon cœur s'emballe, je ne respire plus, j'ai mal au ventre, je suis tétanisé. Je me sens paniqué, inquiet, terrorisé, méfiant, perdu, anxieux, angoissé...
- **Pour la joie :** je pleure de joie, je saute, je ris. Je me sens heureux, euphorique, léger, rempli, débordant d'énergie.

Pour apaiser ou arrêter mon émotion : je l'ai partagée, j'ai pleuré, j'ai pris une grande inspiration, j'ai crié dans la nature, je me suis détendu, j'ai libéré ma colère, je l'ai écrite...

J'apprivoise mes émotions

Jour	Émotion	Sensations corporelles

Pour calmer ou arrêter les manifestations physiques et psychiques des émotions, pour prendre du recul sur les stimulations qui déclenchent les émotions, exercez-vous, entraînez-vous à les apprivoiser et à effectuer les exercices (voir l'**aide-mémoire** placé à la fin de l'ouvrage).

Je me sens…	Événement déclencheur	Processus d'apaisement et d'arrêt

E à J

Endormissement

Objectif recherché

L'objectif est d'améliorer la qualité de sommeil en favorisant l'endormissement au coucher ou lors des réveils nocturnes.

Exercice pratique

En posture allongée, sur le dos, la tête dans l'axe de la colonne vertébrale, vos bras le long du corps, les jambes écartées de la largeur du bassin, fermez les yeux.

Prenez trois grandes respirations et, sur chaque expir, déposez votre corps sur votre matelas et votre oreiller.

Prenez conscience de tous les points d'appui de votre corps en faisant cheminer votre regard intérieur de la tête jusqu'aux pieds, en conscience des parties qui s'enfoncent et de celles dont le toucher est plus subtil.

Placez maintenant votre attention sur votre respiration : sentez la fraîcheur de l'air à l'inspir et la douce chaleur sur l'expir, ayez conscience de l'air qui chemine sur l'inspir par le nez jusque dans vos poumons et qui reprend le chemin inverse sur l'expir par la bouche ou par le nez.
Déplacez maintenant votre attention sur votre respiration ventrale et posez vos mains sur votre ventre si vous le désirez.

Pour vous libérer de vos tensions*, prenez une grande inspiration en gonflant votre ventre, retenez votre souffle, visualisez que vous déposez dans un sac ou dans un filet de pêche tout le négatif et, sur l'expir, expulsez tout en soufflant par la bouche (trois fois).
Laissez-vous maintenant bercer et porter par le mouvement de votre ventre, qui, au rythme de la respiration, se gonfle et de dégonfle. L'air entre, l'air sort. Imaginez alors que ce flux et ce reflux est celui des vagues qui vont et qui viennent, et laissez-vous bercer.

Invitez maintenant la détente dans votre corps. Laissez venir **un mot qui évoque pour vous la détente**. Inspirez toute la douceur de ce mot pour vous en remplir et, sur l'expir, diffusez-la respectivement dans votre tête, dans votre cou, dans votre nuque, dans vos épaules, dans vos bras, dans votre thorax, dans votre ventre, tout le long de la colonne vertébrale et du bassin jusqu'aux pieds.

Prenez conscience de chaque partie de votre corps en train de se détendre et accueillez toutes les sensations avec bienveillance et douceur.

Accueillez toutes les sensations de votre corps sans jugement et savourez tous les sentiments agréables de bien-être.

Vous pouvez maintenant dormir...

Épaules

Libération des tensions

Objectif recherché

Lorsque nous sommes tendus, stressés, nous générons fréquemment des crispations musculaires dans les épaules, sans nous en apercevoir, jusqu'au jour où elles deviennent douloureuses, ressenties comme désagréables ou comme un poids. Ce symptôme est une façon pour notre corps de nous mettre en alerte, mais nous avons déjà emmagasiné une multitude de tensions qui se sont superposées les unes sur les autres.
Cet exercice consiste à pomper intentionnellement les tensions localisées dans les épaules sur l'inspir et à les évacuer sur l'expir.

Exercice pratique

En posture debout, les pieds bien à plat, écartés de la largeur du bassin, les bras le long du corps, prenez conscience de vos points d'appui sur le sol.
La tête dans l'axe de la colonne vertébrale, fléchissez légèrement les genoux, redressez-vous sans forcer, puis fermez les yeux.

Prenez contact avec votre respiration et accompagnez en conscience le trajet de l'air qui entre et qui sort. Installez votre respiration au niveau du ventre paisiblement, sans forcer, en invitant le calme à se déposer à cet endroit pour ouvrir la respiration abdominale comme pour gonfler un ballon.

Installez la détente : desserrez votre mâchoire, relâchez vos épaules qui se font plus lourdes, et tout votre corps. Visualisez **un flux de détente** qui parcourt votre corps de la tête jusqu'aux pieds comme un doux massage.

Inspirez par le nez en fermant les poings. Bloquez votre respiration (poumons pleins) et, à votre rythme et sans forcer, enchaînez **plusieurs mouvements de pompage** avec vos épaules et vos bras. Puis, tout en soufflant fort par la bouche, relâchez vos épaules et votre buste en ouvrant vos mains avec l'intention de vous libérer des tensions. À faire trois fois.

Au cours de cet exercice, accueillez les sensations dans vos épaules et dans le haut de votre poitrine, sans jugement, sur l'inspir et sur l'expir.

Cet exercice peut être pratiqué de façon énergique, dans le respect de vos limites. En revanche, si vous présentez des douleurs cervicales ou si la zone est douloureuse, secouez tout simplement vos épaules, toujours avec la même intention.

Lorsque vous avez terminé, reprenez contact avec votre respiration, percevez la température du lieu et les bruits, puis ouvrez les yeux.

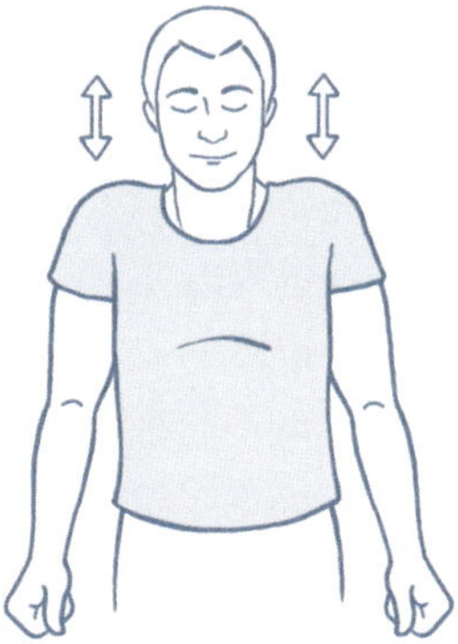

Équilibre

Confiance en soi

Objectif recherché

Les exercices effectués en posture d'équilibre permettent de prendre conscience de nos limites et de mesurer combien l'équilibre est précieux et utile pour cheminer dans la vie.

Exercice pratique

En posture debout, les pieds bien campés, la tête dans l'axe de la colonne vertébrale, prenez conscience de vos points d'appui et relâchez vos épaules.

Inspirez profondément par le nez, puis expirez par la bouche avec l'intention de vous libérer de toutes vos tensions et avec le sentiment de vous enfoncer dans le sol simultanément. Abandonnez-vous à cette sensation de vous enraciner.

En appui sur un pied, les mains le long du corps pour servir de balancier, amusez-vous à soulever l'autre pied, un peu, un peu plus haut et de plus en plus haut, dans le respect de vos limites.

Vous allez vous sentir **en état de déséquilibre**, ce qui est inconfortable.

Portez alors votre attention sur votre respiration ventrale, installez le calme en relâchant davantage vos épaules. Votre tête toujours dans l'axe de la colonne vertébrale, prenez conscience que tout naturellement votre corps va se poser et se tenir en équilibre sur un pied comme l'oiseau qui sommeille sur une patte. Il ne s'agit pas de tenir le plus longtemps possible mais de sentir l'état d'équilibre et de déséquilibre.

Renouvelez l'exercice sur l'autre pied.

Il s'agit vraiment de s'amuser et de prendre conscience de tout ce qui contribue à l'équilibre : les muscles, les tendons, le calme intérieur, le silence.

Ensuite, tenez l'équilibre sur un pied et prenez plaisir à balancer l'autre jambe d'avant en arrière. Dans un deuxième temps, faites des cercles du bout de vos orteils comme pour les dessiner sur le sol.

Passez ensuite à l'autre jambe.

Durant l'exercice, prenez conscience que plus vous vous sentez en confiance, plus vous vous sentez enraciné et en état d'équilibre comme l'oiseau sur une patte. Observez combien **la peur de tomber** peut nous mettre en état de déséquilibre.

Espace

Confiance en soi, libération des tensions, anti-stress

Objectif recherché

Cet exercice va vous permettre, dans le mouvement, de faire tomber intentionnellement tout ce qui vous empêche d'avancer, de prendre votre place, de vous réaliser : les obstacles ou les freins liés à une situation, vos peurs, une personne, un événement ou tout autre chose. L'idée est de dégager ce qui vous empêche d'avancer et d'ouvrir ainsi l'espace devant vous.

Exercice pratique

En posture debout, bien campé sur vos pieds, les mains le long du corps, relâchez vos épaules et entrez en contact avec votre respiration ventrale.Prenez conscience de tous les points d'appui du dessous de vos pieds sur le sol et fermez les yeux.

Pour matérialiser tout ce qui vous fait obstacle, je vous propose de **visualiser un grand panneau de la couleur de votre choix en matière Pyrex**.

Laissez venir à vous sans jugement, comme cela vient, tout ce qui va construire et remplir ce panneau et visualisez-le en face de vous. Prenez conscience qu'ainsi placé, le panneau ne vous permet pas de regarder au-delà et qu'il limite votre champ d'action. Sentez ce que cela fait.

Puis, sur l'inspiration par le nez, levez le bras droit à l'horizontale et ramenez le poing à hauteur de l'épaule droite, le coude en arrière.

Bloquez votre respiration quelques instants tout en visualisant ce panneau.
Puis lancez énergiquement votre bras droit vers l'avant en soufflant par la bouche avec l'intention de frapper dans la paroi et de la détruire. Visualisez alors le Pyrex qui se casse et s'effrite en mille morceaux sous vos coups de poing et visualisez tous les petits morceaux en train de tomber sur le sol. Vous pouvez aussi émettre un son ou crier sur l'expir.

Reprenez votre posture initiale pour récupérer, installez une respiration naturelle et soyez à l'écoute de tous les ressentis et sensations, sans jugement, sans *a priori*. Ramenez le calme en vous.

À effectuer trois fois. Puis recommencez l'exercice avec votre bras gauche, trois fois.

À la fin de l'exercice, reprenez contact avec votre respiration ventrale. Ouvrez délicatement les yeux puis effectuez **le saut du polichinelle*** pour bien relâcher tout votre corps.

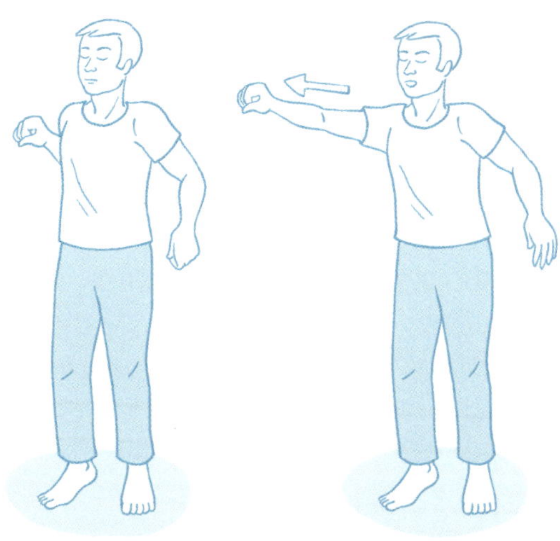

Instant présent

Notre cerveau a cette faculté de fabriquer à la vitesse de la lumière des pensées qui nous détournent de ce que nous vivons dans l'instant présent.

Vous arrive-t-il d'être perturbé par des idées qui tournent en boucle et qui peuvent être dérangeantes au point de prendre toute la place ?

Ces pensées ont toujours leur mot à dire sur tout et chacune veut avoir raison au point de nous torturer l'esprit. Elles nous transportent **dans le passé et dans le futur** et nous éloignent du présent. Une idée nous fait rebondir sur une autre, si bien que nous perdons le fil.

Où que l'on soit, quoi que l'on fasse, nous avons la possibilité de profiter pleinement des instants agréables de notre existence sans nous laisser happer par notre mental qui nous transporte dans le passé et dans le futur.

Ce qui est passé est passé, on ne peut plus le changer. L'avenir, on ne le maîtrise pas, on ne sait pas ce qui nous arrivera et personne ne peut prétendre le savoir.

La seule chose que l'on puisse vivre en conscience et pleinement, c'est **l'instant présent**, soit celui que l'on est en train de vivre, oui, là, tout de suite alors que vous lisez « tout de suite » !

Si nous tournons sans cesse notre esprit vers le passé, cela revient à dire que nous cheminons dans la vie la tête tournée vers l'arrière.

De ce fait, nous ne voyons pas et nous ne sommes pas en capacité de saisir, dans chaque fraction de seconde qui s'écoule, tous les cadeaux que nous fait la vie: une senteur, le chant des oiseaux, le silence, la caresse du vent, un sourire, une main tendue...

Si sans cesse notre esprit pense à ce que l'on va faire ou à ce que l'on doit faire dans les heures ou dans les jours qui suivent, nous regardons droit devant nous et, de la même manière, nous ne voyons pas et nous ne sommes pas en capacité de voir, de ressentir et de percevoir les autres cadeaux de la vie : la couleur d'un coucher de soleil qui passe du jaune à l'orange, un chat qui se love en plein soleil, un regard rempli d'amour, un paysage apaisant, la douceur de vivre...

L'espace temps entre le présent et le futur nous appartient. Il est de notre responsabilité de cultiver dans le présent **l'agréable*** pour ne pas ternir le futur et pour semer les petites graines qui illumineront notre vie de demain.

Si le passé est trop présent, il pollue et parasite le présent et chaque seconde qui suit dans l'espace temps qui construit notre avenir. Autant dire que l'on peut passer à côté de notre vie.

Si nous pensons sans cesse à demain, cela pollue et parasite le présent et chaque seconde qui suit dans l'espace temps qui construit notre l'avenir. Autant dire que l'on passe à côté de notre vie.

Vivez chaque instant qui passe en conscience sans vous laisser polluer... Demain est un autre jour !

Depuis la première phrase de ce mot-clé qui débute par « Notre cerveau... », essayez de vous remémorer combien de fois votre esprit s'est égaré et s'est focalisé sur autre chose que ce que vous êtes en train de lire.

Vous arrive-t-il facilement de vous laisser distraire ?

Quelles sont les pensées du passé et du futur qui ont émergé à la lecture de ce mot-clé ?

Que ressentez-vous ici et maintenant ?

Jambes

Conscience du corps dans le mouvement

Objectif recherché

Cet exercice permet de prendre conscience du poids des jambes et de la force de gravitation.

Exercice pratique

En posture assise de relaxation, prenez conscience de vos points d'appui, entrez en contact avec votre respiration ventrale et fermez les yeux.

Inspirez par le nez et gonflez votre ventre. Bloquez votre respiration et levez votre jambe droite doucement à l'horizontale. Prenez conscience du poids de votre jambe, des sensations ressenties dans votre corps sans jugement, juste dans l'accueil bienveillant.

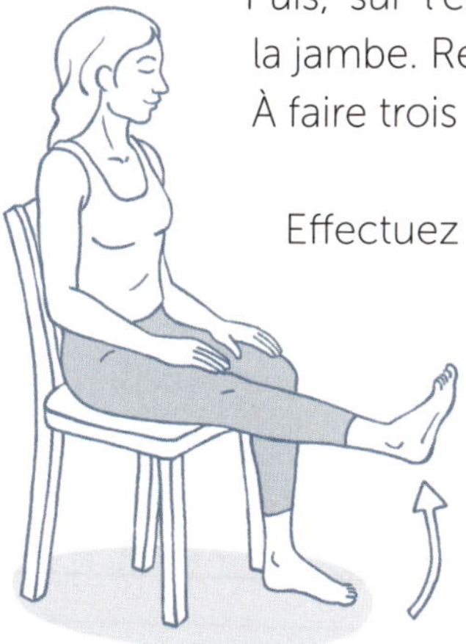

Puis, sur l'expir par la bouche, descendez lentement la jambe. Reprenez une respiration naturelle et libre. À faire trois fois.

Effectuez ensuite l'exercice avec la jambe gauche, trois fois. Puis avec les deux jambes en même temps, trois fois.

Prenez un temps pour accueillir toutes les sensations et tous les ressentis, puis ouvrez les yeux doucement.

LàN

Libération des tensions

Tensions au niveau du deuxième système

Anti-stress, relaxation

Pour **libérer les tensions**, en sophrologie, il est nécessaire de travailler système par système (voir l'introduction) pour commencer, de façon à faire entendre à votre corps que vous avez décidé de vous libérer de tout ce qui vous pollue, vous parasite, vous contrarie ou vous gêne.

Afin de vous entraîner et d'intégrer cette technique appelée « sophro-déplacement du négatif », je vous propose de l'appliquer tout d'abord au deuxième système de façon à pouvoir par la suite la décliner sur tout votre corps, système par système.

Objectif recherché

Cet exercice va permettre d'évacuer **les tensions qui se cristallisent au niveau du deuxième système**, soit le cou, la nuque, les épaules, les bras, les avant-bras et les mains.
À ce niveau se situe la gorge, siège de l'expression orale (les sons et les mots).
En ce qui concerne les épaules et les trapèzes, cette zone symbolise ce qui vous pèse dans votre vie, ce que vous portez symboliquement.

Exercice pratique

Sur une grande inspiration, gonflez votre ventre et retenez votre souffle. Portez toute votre attention au niveau du point d'intégration (la thyroïde), puis réalisez une douce tension de cette deuxième partie de votre corps et retenez votre respiration.

Sur le temps de la rétention, l'idée est de ramasser, de cueillir, de prendre, d'arracher toutes les tensions cristallisées à ce niveau (les non-dits, ce qui vous pèse, les contractures, les douleurs...) puis, sur l'expir par la bouche, en conscience, de vous en libérer et de les expulser vers l'extérieur. Pour vous aider, vous pouvez visualiser un filet de pêche ou un sac dans lequel vous déposez tout le négatif.

En résumé : inspiration, lecture du négatif sur le temps de la rétention, puis expiration et expulsion. À faire trois fois.

Prenez ensuite conscience de cette partie de votre corps plus libérée, plus allégée. Accueillez toutes les sensations sans jugement et ouvrez les yeux tout doucement.

Prolongement

Vous pouvez maintenant travailler de la même manière au niveau du système de votre choix, ou dès que vous ressentez des tensions physiques, psychiques ou émotionnelles dans votre corps pour vous en libérer : au travail, à domicile, dans les transports...

Tension au niveau de tous les systèmes

Amélioration du sommeil, anti-stress, relaxation

Objectif recherché

Cet exercice permet de libérer les tensions physiques, psychiques et émotionnelles au niveau de tous les systèmes. Pour l'effectuer, il est préférable de l'avoir pratiqué en conscience sur le deuxième système.

Exercice pratique

En posture assise dynamique, installez-vous confortablement, les pieds à plat, la tête dans l'axe de la colonne vertébrale, les mains sur les cuisses. Relâchez vos épaules et desserrez vos mâchoires. Prenez conscience de vos points d'appui sur le sol et l'assise et du circuit de l'air.

Puis, entraînez-vous à libérer successivement les tensions système par système, au niveau de chaque point d'intégration.

- Premier système : le front.
- Deuxième système : la gorge au niveau de la thyroïde.
- Troisième système : le sternum.
- Quatrième système : au-dessus du nombril.
- Cinquième système : au-dessous du nombril.
- Mégasystème (tout le corps) : le nombril.

Au niveau de chaque système, inspirez, gonflez votre ventre, retenez votre respiration, puis ramenez, collectez, balayez tout le négatif. Sur l'expir, libérez-le intentionnellement par la bouche.

Ramassez tout ce qui vous embarrasse, vous gêne : vos contrariétés, vos douleurs, vos tensions, vos pensées négatives, les situations difficiles, ce qui vous irrite, les personnes négatives, ce qui vous pollue, certains événements, les émotions (colère, tristesse, peur), ce qui vous bloque, etc.

Pour vous aider à libérer les tensions, voici quelques pistes :

- au niveau du premier système, les idées, les pensées, les migraines... ;
- au niveau du deuxième système, tout ce qui vous pèse, tout ce qui est de l'ordre de la verbalisation ou du non-dit ;
- au niveau du troisième système, ce qui vous coupe le souffle, touche votre cœur ;
- au niveau du quatrième système, les émotions (peur, colère, tristesse) restées coincées, le ventre étant le cerveau émotionnel ;
- au niveau du cinquième système, ce qui vous empêche d'avancer, de franchir des pas, des douleurs...

Prenez un temps pour accueillir toutes les sensations et tous les sentiments, puis reprenez contact avec votre respiration et ouvrez les yeux.

Marche virtuelle

Équilibre, conscience du corps dans le mouvement, confiance en soi

La marche virtuelle est un exercice de **relaxation dynamique**.

Objectif recherché

Faites cette expérience juste pour prendre conscience des sensations d'**équilibre*** et de déséquilibre dans ce mouvement que nous effectuons tout naturellement, sans mesurer combien il est essentiel pour nous relier au monde et découvrir tout ce qui nous environne.

Exercice pratique

Pieds nus et les yeux fermés, si possible, relâchez vos épaules.

Sur une respiration libre et calme, les bras le long du corps, sans décoller la plante des pieds, amorcez le mouvement de la marche juste en soulevant les talons l'un après l'autre comme pour marcher, en mobilisant vos jambes des hanches jusqu'aux pieds en passant par les genoux, les mollets et les chevilles.

Puis, toujours sur place, sans vous déplacer dans l'espace, déroulez et décollez alternativement vos pieds du sol, tout en mobilisant vos hanches, vos cuisses, vos genoux, vos mollets et vos chevilles, comme vous le feriez si vous vous déplaciez.

Prenez conscience de l'état de déséquilibre du corps sur un pied pour réaliser combien l'équilibre est fragile à maintenir.

Sentez aussi sous vos pieds toutes les parties au contact du sol et toutes les parties du corps concernées par ce mouvement.

Cet exercice est à réaliser lentement dans un premier temps et vous pouvez ensuite l'accélérer un peu plus.

Vous pouvez aussi vous imaginer **en train d'avancer dans la vie** vers un objectif précis et avoir le sentiment que rien ne peut vous arrêter. Amusez-vous !

Les pieds à plat, reprenez contact avec la température de la pièce et ouvrez les yeux.

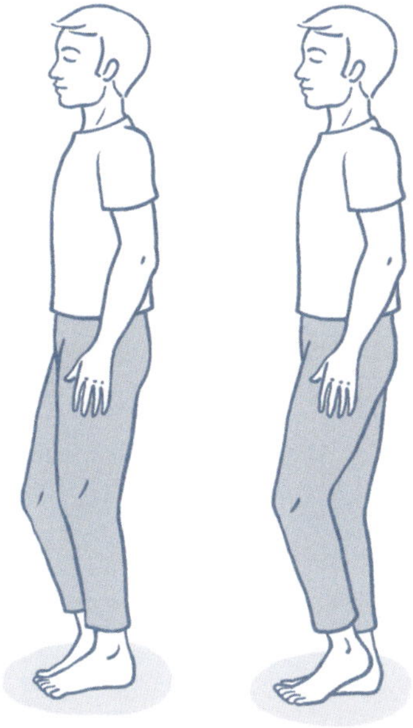

Massage de la tête

Recentrage, douceur, apaisement

Objectif recherché

Cet exercice se pratique en position assise, les coudes sur la table ou sur votre bureau. Il a la vertu de vous faire savourer l'**instant présent***, découvrir du bout des doigts **les tensions dans le cuir chevelu et au niveau du front** et percevoir la détente qui s'installe.

Exercice pratique

Placez-vous assis confortablement, les pieds bien à plat. Pour installer le calme, posez votre tête dans vos mains et, sur chaque expir, relâchez vos épaules et votre tête qui se fait de plus en plus lourde. Votre respiration est libre et naturelle.

Tapotez avec douceur **votre front et votre cuir chevelu**. Massez votre front, en dessinant des cercles, et étirez-le. Les doigts en griffe, frictionnez votre cuir chevelu. Puis, du bout des doigts, massez-le en dessinant des cercles, à l'horizontale, à la verticale, en vous attardant sur les zones les plus agréables, en passant par la base du crâne et par les tempes.

À l'écoute des sensations, percevez le bruit du contact de vos doigts dans vos cheveux et sur la peau de votre front, et la différence de texture.

Savourez chaque sensation agréable en l'invitant à vous remplir sur l'inspir et en la diffusant, sur l'expir, dans votre nuque, vos épaules et votre thorax. Ouvrez doucement les yeux.

Mer

Anti-stress, apaisement, recentrage

Objectif recherché

C'est un exercice qui permet, grâce à **la visualisation**, de percevoir dans **l'agréable*** votre corps, en étant à l'écoute des sensations et des sentiments de bien-être.

Exercice pratique

En posture allongée, les bras le long du corps, la tête dans l'axe de la colonne vertébrale, les jambes allongées dans la largeur du bassin, fermez les yeux. Prenez conscience de tous vos points d'appui et de votre respiration ventrale en posant vos mains sur votre ventre.

À plusieurs reprises, inspirez le calme et, sur l'expir, diffusez-le intentionnellement et successivement dans votre tête, votre cou, vos épaules, vos bras, vos mains, votre thorax, votre ventre, tout le long de la colonne vertébrale, puis du bassin jusque dans les pieds, pour installer la détente. Déposez votre corps de plus en plus sur chaque expir.

Sur une grande inspiration, gonflez votre ventre et retenez votre souffle. Pour libérer les tensions, imaginez que vous jetez un filet de pêche dans toutes les parties de votre corps pour ramasser tout ce qui vous pollue, vous contrarie, vous gêne puis, sur l'expir par la bouche, expulsez intentionnellement tout ce négatif. À effectuer trois fois.

Visualisez-vous dans **un endroit magnifique**, **sur une belle plage** de votre choix. Vous marchez sur du sable fin, vous sentez vos pieds qui s'enfoncent. C'est à la fois doux et chaud. Le vent effleure votre peau et le **soleil*** la caresse.

Choisissez un endroit pour vous asseoir face à la mer et contempler le paysage. Visualisez la couleur de la mer, du ciel et du sable, les oiseaux, les bateaux, les nuages…

Laissez venir à vous toutes les vibrations sonores : le flux et le reflux des vagues, le rire des enfants, les oiseaux… Sentez les odeurs…

Durant tout l'exercice, inspirez ce bien-être sans limites, laissez entrer en vous les couleurs, les images, les sons, les odeurs, la douceur du soleil, la chaleur du sable, qui viennent vous remplir et, sur l'expir, laissez ce bien-être diffuser et infuser dans tout votre corps.

Laissez partir le paysage et gardez toutes les sensations.

Prenez conscience de votre respiration et des points d'appui, puis ouvrez les yeux à votre rythme.

Mot de calme

Apaisement, anti-stress, amélioration du sommeil

Objectif recherché

Il nous arrive parfois de nous dire : « du calme », « cool », « zen »... Afin que l'évocation de ces mots induise efficacement le calme et la sérénité, je vous invite à vous exercer.

Exercice pratique

En posture assise ou debout, fermez les yeux. Relâchez vos épaules et vos mâchoires. Prenez conscience de vos points d'appui. Portez votre attention sur le va-et-vient de l'air et installez-vous dans votre respiration abdominale.

Faites venir à votre conscience **le mot qui évoque le calme** pour vous, nommez-le mentalement ou bien prononcez-le ou encore visualisez-le écrit.

Sur l'inspiration, invitez ce mot à entrer en vous et, sur l'expiration, diffusez-le dans tout votre corps comme pour vous en imprégner.

J'inspire « le calme » et, sur l'expiration, je m'en remplis. Soyez à l'écoute de toutes les sensations liées à l'évocation de ce mot et prenez le temps de les intégrer. Ouvrez doucement les yeux.

Prolongement

Le mot qui évoque le calme pour vous sera maintenant votre allié face à des situations stressantes ou lorsque votre sommeil sera capricieux.

Nuque

Libération des tensions

Objectif recherché

Cet exercice respiratoire consiste à détendre toute la région de la nuque et des trapèzes. Il doit être effectué dans le respect de vos limites et peut être fait plusieurs fois par jour.

Exercice pratique

En posture debout, ou assise sur le rebord de la chaise, prenez conscience de vos points d'appui en fonction de la posture.
Les pieds bien à plat, la tête dans l'axe de la colonne vertébrale, redressez votre dos sans forcer. Relâchez bien vos épaules et vos mâchoires.
Prenez contact avec votre respiration et accompagnez en conscience le trajet de l'air qui entre et qui sort. Laissez-vous bercer par le flux et le reflux de l'air comme le mouvement des vagues qui vont et qui viennent.
Respirez au niveau du ventre sans forcer et relâchez votre corps de la tête aux pieds en visualisant **un flux de détente** qui glisse tout le long de votre corps en décontractant chaque muscle concerné.

Cet exercice repose sur **trois mouvements de la tête**.

Fermez les yeux. Sur l'inspir, gonflez votre ventre et retenez votre respiration.

À votre rythme, **penchez la tête en avant et en arrière comme pour dire oui** à plusieurs reprises, puis, sur l'expir, la tête dans l'axe de la colonne vertébrale, libérez les tensions par la bouche. À faire trois fois.

Sur l'inspir, gonflez votre ventre et retenez votre respiration. À votre rythme, **tournez la tête de droite à gauche comme pour dire non** à plusieurs reprises, puis, sur l'expir, la tête dans l'axe de la colonne vertébrale, libérez les tensions par la bouche. À faire trois fois.

Sur l'inspir, gonflez votre ventre et retenez votre respiration. À votre rythme, faites **un mouvement circulaire avec votre tête** dans un sens (trois fois) et dans l'autre sens (trois fois), puis, sur l'expir, la tête dans l'axe de la colonne vertébrale, libérez les tensions par la bouche. À faire trois fois.

Pendant l'exercice, soyez à l'écoute de toutes les sensations, toujours dans la bienveillance et dans la douceur, avec l'intention sur l'expiration de libérer les tensions. Attention, peut-être ressentirez-vous une légère sensation de vertige. Effectuez alors l'exercice plus doucement.

Reprenez contact avec votre respiration, sentez vos points d'appui, puis ouvrez les yeux.

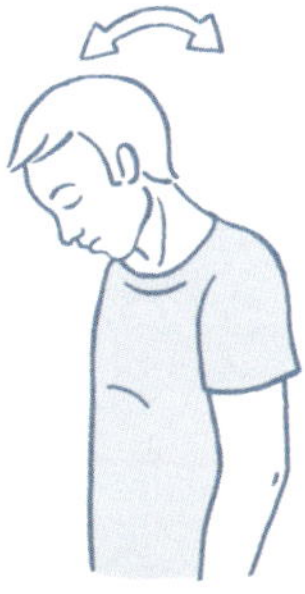

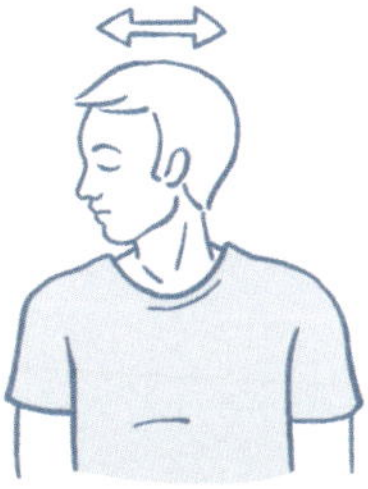

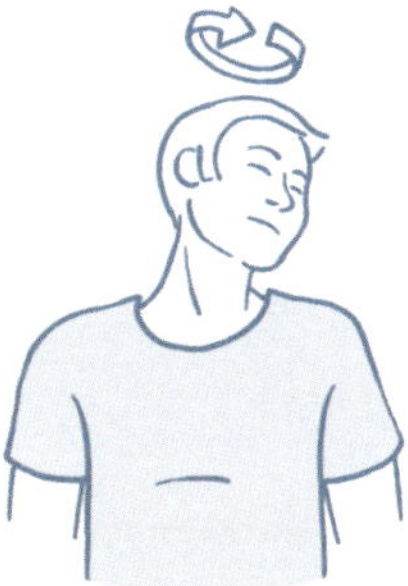

PàR

Poing

Libération des tensions

Objectif recherché

Une pensée ou un sentiment vous submerge, un souci, un agacement, une idée triste, une contrariété...
Cet exercice consiste à saisir intentionnellement cette pensée ou ce sentiment sur l'inspir, puis à s'en libérer sur l'expir.

Exercice pratique

En position debout, les pieds bien campés, inspirez profondément par le nez avec l'intention de prendre ce qui génère en vous de la tension.

Retenez votre respiration et simultanément, en fermant le poing de votre choix, mettez dans votre main cette pensée ou ce sentiment afin de l'emprisonner.

Puis, sur l'expiration par la bouche, ouvrez votre poing de façon énergique comme pour jeter la pensée parasite ou le souci, et vous en libérer.

Durant cet exercice, prenez conscience de **la tension dans le poing** et concentrez-vous ensuite sur **le relâchement de votre main** et sur toutes vos sensations, sans jugement et sans *a priori*.

Recommencez l'exercice, si nécessaire.

Points d'appui

Défocalisation des pensées, présence à soi, anti-stress, amélioration du sommeil

Objectif recherché

Cet exercice permet de sentir et d'écouter son corps, de se recentrer sur soi, de se libérer de certaines ruminations, pour **mieux vivre l'instant présent***.
Il se pratique en position assise ou allongée, n'importe où (au travail, dans une salle d'attente, sur un transat, dans son lit...), simplement en portant son attention sur les points d'appui. Pour vous exercer, commencez dans un endroit calme pour ne pas être dérangé.

Exercice pratique

Assis sur le fond de votre chaise, les mains sur les cuisses et la tête dans l'axe de la colonne vertébrale, ou allongé sur le dos, les mains le long du corps, les paumes vers le ciel et les jambes légèrement écartées dans l'axe du bassin, fermez les yeux.

Faites glisser **votre regard intérieur** dans tout votre corps, en épousant les courbes, les creux, en observant avec bienveillance et sans jugement les zones de tension, celles qui bougent ou ont envie de bouger.

Desserrez vos mâchoires, relâchez vos épaules et tout votre corps, comme pour vous déposer, et prenez contact avec votre respiration ventrale.

Affinez maintenant **votre perception de tous les points d'appui** en visitant toutes les parties du corps concernées au contact de l'assise ou du dossier ou du matelas ou du sol, comme un explorateur avec sa lampe de poche : au niveau de la tête, de la nuque, des épaules, des bras, du dos (haut, milieu, bas), des fesses, des cuisses (arrière des cuisses sur la chaise), des talons et de la plante des pieds (par exemple, sur la moquette).

Soyez à l'écoute des sensations dans toutes les zones concernées par cette exploration. Prenez conscience des parties de votre corps qui s'enfoncent lourdement, de celles dont le toucher est léger, de celles qui s'abandonnent, de celles qui résistent, et de toutes autres sensations qui vous parviennent.
Sur chaque expir, relâchez davantage votre corps et laissez-le se déposer et se faire de plus en plus lourd.

À la fin de l'exercice, reprenez doucement contact avec votre respiration et ouvrez les yeux.

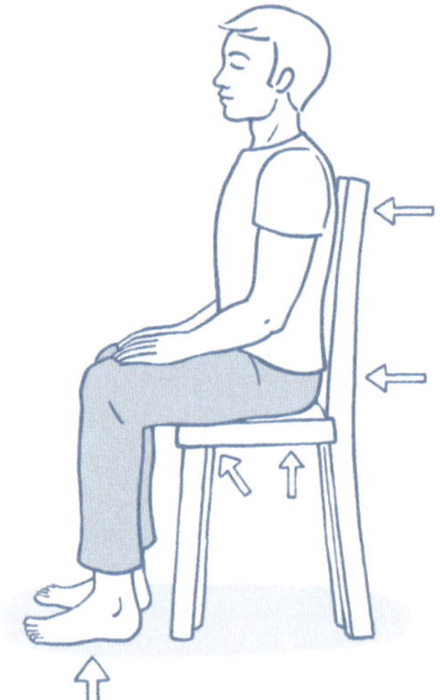

Respiration

Anti-stress, relaxation, oxygénation, recentrage

Nous respirons naturellement sans nous en apercevoir : 12 à 16 fois par minute, invariablement, l'air entre, l'air sort.
Sur l'inspiration, l'air entre par le nez ou par la bouche et chemine le long des voies respiratoires pour pénétrer dans les poumons et apporter ainsi à notre organisme tout l'oxygène dont il a besoin pour bien fonctionner. Les poumons se dilatent grâce notamment à la contraction du **diaphragme***.
Sur l'expiration, le diaphragme se relâche et l'air est chassé vers l'extérieur et nous expirons par le nez ou par la bouche.

Objectif recherché

La respiration est indispensable à la vie, elle nous met en lien avec notre environnement.
Lorsque nous sommes stressés, nous prenons une grande inspiration pour nous apaiser (« Respire un bon coup ! »). La peur augmente ou coupe notre respiration. Le stress crée des tensions au niveau du diaphragme et bloque la respiration abdominale.
Bien respirer, c'est **améliorer l'oxygénation du corps** et **favoriser la gestion du stress* et des émotions***.

La respiration se fait à trois niveaux.

- **La respiration abdominale**, au niveau du ventre, est la respiration de l'enfant qui dort. Elle est calmante, apaisante et permet un retour sur soi.
- **La respiration médiane ou thoracique** accroît la vitalité et la bonne humeur.

- **La respiration haute ou claviculaire** complète les bienfaits de la respiration.

La respiration complète permet la régénération physique, psychique et nerveuse.

Se centrer sur sa respiration est la première phase qui nous permet de prendre conscience de notre corps.

Exercice pratique

Je vous invite à explorer votre respiration sur les trois étages.

Pour explorer votre respiration, installez-vous en posture assise dynamique, sur le bord de votre chaise, les pieds bien à plat, la tête dans l'axe de la colonne vertébrale. Redressez-vous sans forcer et relâchez vos épaules. Fermez les yeux.

Pour **la respiration abdominale**, placez vos mains sur le ventre au-dessus du nombril. Inspirez par le nez, expirez par la bouche et respirez uniquement par le ventre.

Commencez par expirer complètement. Votre ventre se rentre puis, sur l'inspiration, il se gonfle et repousse vos mains. Sur l'expiration suivante, le ventre se dégonfle à nouveau. Laissez-vous bercer par ce mouvement et accompagnez-le avec vos mains.

Pour **la respiration thoracique**, placez vos mains sur les côtes, de chaque côté. Le pouce est dirigé vers l'arrière, les quatre autres doigts sont dirigés vers l'avant. Respirez par le nez et expirez par la bouche.

Commencez par expirer à fond. À l'inspiration, les côtes se soulèvent et les mains s'éloignent l'une de l'autre et, sur l'expiration, les côtes reviennent à leur place initiale et les mains se rapprochent.
Prenez un temps pour prendre conscience de ce mouvement et accompagnez-le avec vos mains.

Pour **la respiration claviculaire**, placez une main au niveau des clavicules et l'autre main sur le ventre. Respirez par le nez et expirez par la bouche.

Commencez par expirer profondément. À l'inspiration, les clavicules se soulèvent et la main qui est en haut se soulève aussi alors que la main qui est sur le ventre ne bouge pas. À l'expiration, les clavicules reprennent leur position initiale et la main redescend.
C'est un mouvement de plus faible amplitude que les deux autres, prenez un instant pour le vivre.

À la fin de l'exercice, installez-vous sur le fond de votre chaise en posture de relaxation, accueillez toutes les sensations et tous les sentiments ressentis sur chaque étage de la respiration, puis ouvrez tranquillement les yeux.

Réussite

Objectif recherché

Laissez venir à vous une situation ou un projet que vous devez réaliser ou concrétiser et qui génère du stress ou qui est source de questionnement. Un peu perdu, vous n'arrivez pas à vous projeter positivement dans cette situation ou dans ce projet.
Je vous propose alors, grâce à cet exercice, de vous visualiser quelques jours après l'événement, satisfait de vous et en train de savourer le bien-être que la réussite de votre projet vous procure.

Exercice pratique

Pour effectuer cet exercice, installez-vous en posture assise de relaxation, les pieds bien à plat, la tête dans l'axe de la colonne vertébrale, les épaules relâchées.
Prenez contact avec votre respiration ventrale et laissez-vous bercer par le mouvement de votre ventre qui, au rythme de la respiration, se gonfle et se dégonfle (voir **Respiration***).

Pour faire de la place au positif de cette situation ou de ce projet et ne pas vous laisser polluer par vos ruminations, prenez une grande inspiration puis, sur l'expir, relâchez votre corps et **centrez toute votre attention sur les sensations de détente***. À faire trois fois.

Puis, en posture assise dynamique, libérez tout ce qui parasite la concrétisation de votre projet en prenant une grande inspiration. Sur la rétention, ramassez intentionnellement tout ce qui vous encombre, les freins divers et les obstacles, puis, sur l'expir par la bouche, expulsez le tout.

Laissez maintenant venir à vous cette situation et projetez-vous dans la réussite quelques jours après, rempli de bien-être et de satisfaction.
Sur votre visage se dessine le **sourire***, vous vous sentez léger et fier de vous, la posture de votre corps est dynamique, vous ressentez un bien-être et une joie qui vous remplissent et vous inondent.

Je vous invite alors à savourer ce bien-être et à l'inscrire dans votre corps. Pour cela, accueillez toutes les émotions, tous les sentiments et toutes les sensations qui se présentent à vous (sans jugement et sans *a priori*). Sur l'inspir, invitez-les à entrer en vous dans toutes les parties de votre corps et, sur l'expir, intentionnellement, diffusez ce bien-être dans tous vos organes, tous vos muscles et toutes vos cellules, comme pour vous en imprégner. À faire trois fois.

Laissez partir cette situation, installez-vous en position assise de relaxation et savourez.

Pour renforcer ce positif, laissez venir à vous **le mot « confiance »**. Sur l'inspir, laissez entrer en vous toute la force et toutes les vibrations de ce mot « confiance » puis, sur l'expir, diffusez-le partout dans votre corps.

Prenez le temps d'accueillir tout ce qui se présente, puis reprenez contact avec votre respiration ventrale et très doucement ouvrez les yeux.

Réveil

Douceur, vivification

Objectif recherché

Le réveil, moment où votre corps et votre esprit sont encore endormis, doit se passer en douceur.

Exercice pratique

Prenez conscience de **votre posture de réveil** et, délicatement, mettez-vous sur le dos, en accompagnant votre corps et en étant présent à vous-même.
Prenez contact avec votre respiration et faites trois mouvements respiratoires amples. Sentez la fraîcheur de l'air qui chemine par le nez, puis dans la gorge et invitez-la à se déposer dans vos poumons, dans votre thorax : sentez comme c'est vivifiant !

Étirez-vous et allongez vos bras vers le haut, grimacez comme pour bâiller sans retenue. C'est tout votre corps qui bâille. Savourez cet instant et prenez conscience de combien il est agréable de s'étirer. Écoutez les sensations ressenties dans les muscles.

Asseyez-vous sur le rebord de votre lit, les pieds bien à plat pour sentir tous les points d'appui sur le sol. Sur une grande inspiration en conscience, laissez monter l'énergie de la terre en imaginant qu'elle chemine du dessous de vos pieds jusqu'au sommet de votre tête puis, sur l'expiration, intentionnellement, soufflez cette énergie emmagasinée dans tout votre corps à l'intention de vos muscles et de vos cellules comme pour vous en remplir. Ouvrez vos yeux et vivez chaque instant qui passe avec vos cinq sens.

Rotation axiale

Conscience du corps en mouvement, apaisement

Objectif recherché

Cet exercice permet de prendre conscience de l'axe vertical de votre corps.

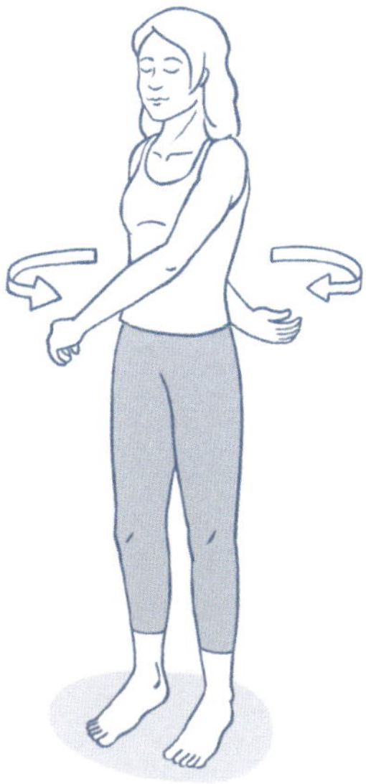

Exercice pratique

En posture debout, les pieds bien à plat, le dos droit, relâchez vos épaules, les mains le long du corps. Prenez contact avec votre respiration ventrale et fermez les yeux.

Prenez une inspiration, bloquez votre respiration, puis effectuez une rotation axiale de droite à gauche, puis de gauche à droite, le bas du corps restant tendu, vos bras ballants comme si vous vouliez regarder derrière vous à droite, puis à gauche. Vos bras et votre tête suivent le mouvement avec souplesse.

Puis, sur l'expiration par la bouche, reprenez votre posture initiale.

Prenez un instant pour accueillir toutes les sensations dans votre buste, dans vos bras et dans votre tête.

À faire trois fois.

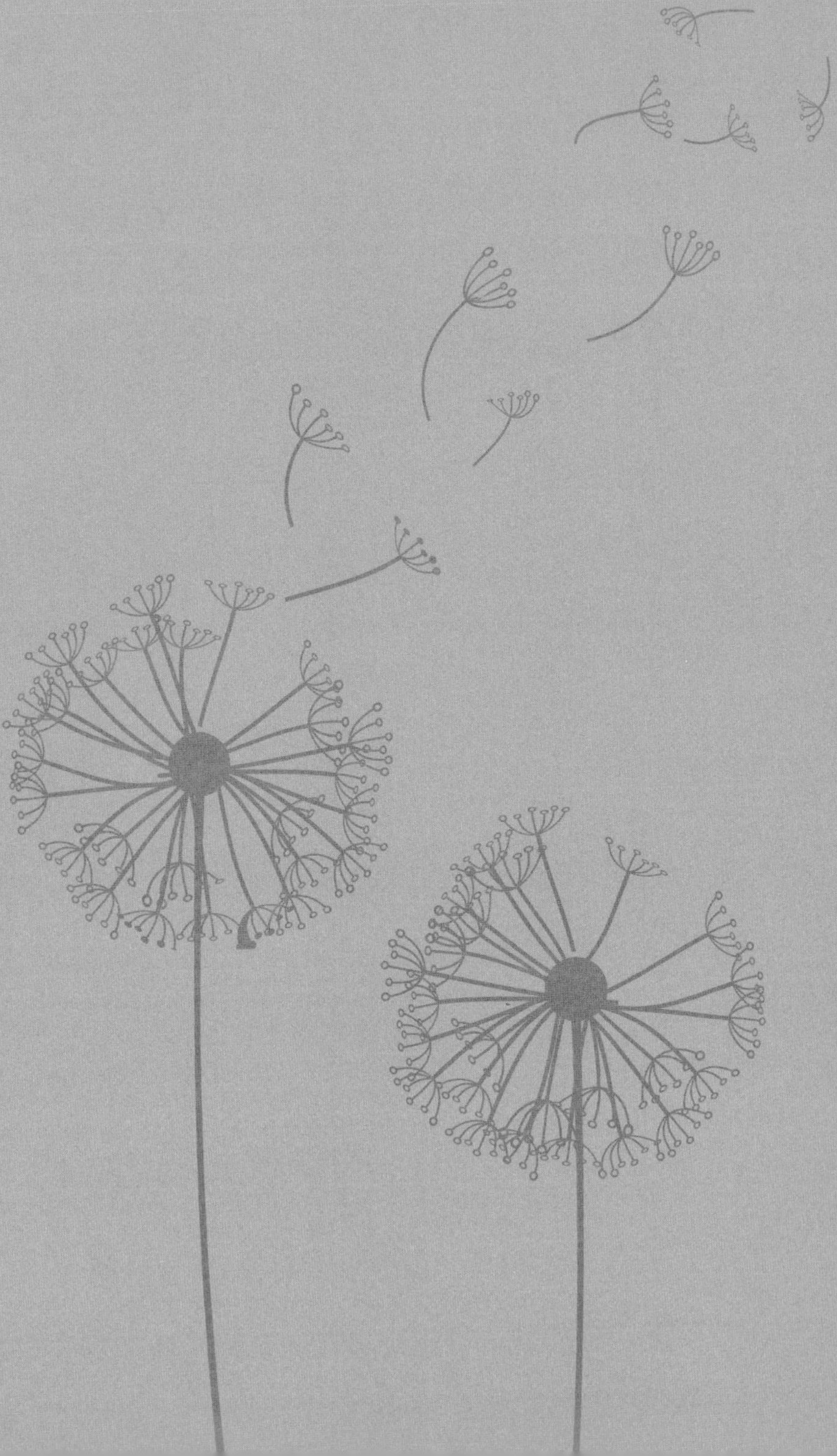

S

Saut du polichinelle

Libération des tensions, énergie, détente, relaxation

Objectif recherché

Pour décompresser alors que vous vous sentez complètement submergé, sous pression, noyé, dépassé, prenez un instant pour reprendre votre souffle et le contrôle de votre vie.

Amusez-vous à vous relâcher dans le mouvement : le saut du polichinelle est un exercice de **relaxation dynamique** qui permet de reprendre pied grâce à la prise de conscience de ses appuis.

Exercice pratique

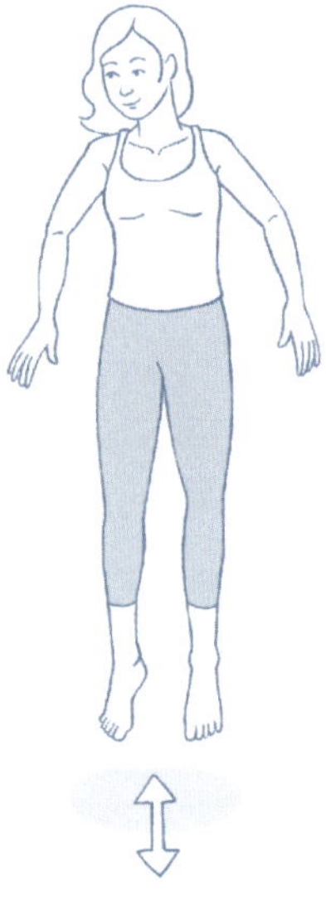

En posture debout, les yeux ouverts, prenez plaisir à **sautiller sur place** en respiration libre et naturelle. Laissez aller votre tête, vos bras, votre buste, soit toute la moitié supérieure du corps, pour les détendre complètement comme si vous étiez un pantin désarticulé. Durant cet exercice, la partie inférieure du corps reste tendue pour assurer les appuis.

Effectuez un maximum de **petits sauts successifs** dans le respect de vos limites. Prenez conscience de vos sensations et de votre corps en train de rebondir. À faire une à trois fois.

À la fin de l'exercice, reprenez la posture debout initiale et fermez les yeux. Accueillez les sensations dans votre corps et sentez vos pieds bien en appui sur le sol. Reprenez contact avec votre respiration, puis ouvrez les yeux.

Soleil

Énergie, douceur, vivification

Du soleil se dégage une **douce chaleur** et une **douce énergie**. Notre corps, sans s'en apercevoir, a mémorisé ce bien-être ressenti dans un transat ou à la plage.

Objectif recherché

Cet exercice simple permet de **se recharger en énergie** quand votre corps se sent fatigué.

Exercice pratique

En posture debout, les pieds bien ancrés, les mains le long du corps, la tête dans l'axe de la colonne vertébrale, ou bien assis sur le rebord de la chaise, mains sur les cuisses, redressez-vous sans forcer.

Fermez les yeux.

Relâchez vos épaules et installez-vous dans votre respiration abdominale. Relâchez votre corps en vous abandonnant à la pesanteur.

Pour libérer vos tensions, prenez une grande inspiration, retenez votre souffle et imaginez que vous déposez intentionnellement dans un sac tout ce qui vous embarrasse et vous pollue. Sur l'expir par la bouche, expulsez le contenu du sac comme pour vous en débarrasser, une façon de dire à votre corps que vous voulez vous alléger. À faire trois fois.

Imaginez au-dessus de votre tête un soleil radieux : une douce chaleur et une douce énergie irradient jusqu'à vous en venant délicatement caresser votre peau et vous envelopper.

Pour vous remplir, sur l'inspir, invitez cette **douce chaleur** à entrer en vous et, sur l'expir, laissez-la intentionnellement se diffuser dans tout votre corps, dans vos organes, dans vos muscles et vos cellules, comme pour l'infuser partout, et savourez (trois fois).

Ensuite, sur l'inspir, invitez la **douce énergie** à entrer en vous et, sur l'expir, laissez-la intentionnellement se diffuser dans votre corps, dans vos organes, dans vos muscles et vos cellules, comme pour l'infuser partout et dégustez, sentez comme cela vous remplit (trois fois).

Prenez un temps pour ressentir les sensations, reprenez contact avec la température de la pièce et ouvrez délicatement les yeux.

Sommeil

Amélioration du sommeil, préparation au sommeil

Notions générales

- Le sommeil a une incidence sur la mémoire, l'immunité, le métabolisme et la **concentration***.
- Les besoins en sommeil diffèrent d'une personne à l'autre. Couche-tôt, couche-tard, il n'y a pas de règles sauf celles de se respecter dans ses besoins et dans son propre rythme biologique.
- Les troubles du sommeil sont fréquents et s'expriment différemment d'un individu à l'autre.
- La qualité du sommeil réside plus dans le fait que celui-ci soit réparateur que dans sa durée.
- Le sommeil est conditionné par le déroulement de la journée. Le **stress***, les tensions emmagasinées, les ruminations peuvent le perturber.
- Une nuit réussie est intimement liée à un ensemble de détails auxquels il faut être attentif (le calme intérieur, le silence, le cadre, le confort du lit, la température de la pièce, l'obscurité et le respect de son propre rythme).
- La sophrologie, grâce à diverses techniques, peut être une véritable alliée pour passer une agréable nuit.

Objectif recherché

S

Pour que votre sommeil soit réparateur, il est important tout au long de la journée de préparer cet instant si précieux.

Dans la journée, n'hésitez pas à vous libérer de tout ce qui vous pollue afin de vous alléger et de ne pas vous coucher chargé de toutes les tensions emmagasinées.
Apprendre à vous détendre et à **libérer les tensions*** va conditionner la qualité de votre sommeil.

Exercice pratique

- Dès que vous ressentez du stress et que celui-ci se manifeste dans votre corps, inspirez profondément et, sur la rétention, **ramassez et collectez tout le négatif**. Puis, sur l'expir par la bouche, libérez-vous intentionnellement **en expulsant ce négatif**.

- Vous pouvez aussi prendre une grande inspiration, **serrer le poing*** et mettre dedans ce qui vous dérange, ce qui vous gêne puis, de la même manière sur l'expir, ouvrir énergiquement le poing pour jeter intentionnellement tout ce négatif.

- Si des idées vous envahissent, si des ruminations vous submergent, **déplacez votre attention sur votre respiration ventrale** (voir **Défocalisation des pensées***) et laissez-vous bercer par le mouvement de votre ventre qui se gonfle et de dégonfle.

- Invitez votre **mot de calme*** dès que nécessaire : j'inspire le calme et sur l'expir je le diffuse dans tout mon corps.

- Installez une **détente rapide*** pour permettre à votre corps de se ressourcer et à votre esprit d'être plus serein.

Soufflet thoracique

Vivification, oxygénation, conscience de la respiration thoracique, énergie

Objectif recherché

Le soufflet thoracique permet de prendre conscience de sa respiration thoracique et de l'espace libéré lorsque l'on s'ouvre vers l'extérieur.

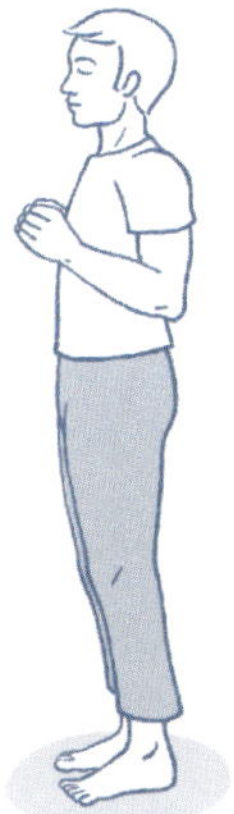

Exercice pratique

En posture debout, les pieds bien campés dans la largeur du bassin, relâchez vos épaules et fermez les yeux.
À l'inspir, amenez vos poings fermés sur votre poitrine et gonflez celle-ci en inspirant profondément par le nez et en ramenant vos coudes vers l'arrière comme pour gonfler le torse. Prenez conscience de **l'ouverture de votre cage thoracique** ainsi augmentée.

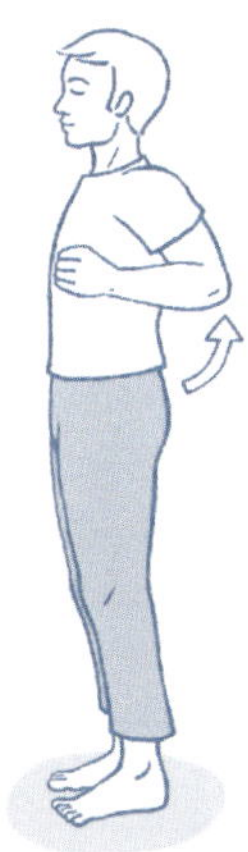

Puis, soufflez par la bouche en laissant vos côtes s'affaisser et en ramenant les poings à la position de départ. Reprenez une respiration naturelle, puis recommencez deux fois.

Au cours de l'exercice, visualisez le mouvement de vos côtes sur l'inspir puis sur l'expir, et laissez-vous bercer par ce mouvement, conscient de l'ouverture.
À la fin de l'exercice, replacez vos bras le long du corps, savourez les sensations ressenties ainsi que les sentiments, puis ouvrez les yeux.

S

Soupir

Anti-stress, libération des tensions

Objectif recherché

Le soupir est une bonne technique pour **gérer le stress***. Fréquemment accompagné d'**un haussement d'épaules**, il permet de relâcher tout le corps sur une profonde expiration précédée d'une grande inspiration, par la bouche le plus souvent. Lorsque l'on est tendu, stressé, agacé, submergé par une charge émotionnelle, le soupir s'impose à nous. Je vous invite à être à l'écoute de vos soupirs et à ne plus les réfréner mais plutôt à les encourager, même si vous devez le faire discrètement.

Exercice pratique

En posture assise dynamique ou debout, les yeux fermés, prenez conscience de l'air qui entre et qui sort et du contact de vos pieds sur le sol. Inspirez profondément par la bouche en soulevant votre thorax et en haussant vos épaules. Puis, expirez profondément par la bouche pour vider vos poumons, en ayant conscience de l'affaissement du thorax et des épaules. Reprenez une respiration naturelle. Recommencez deux fois.

Durant l'exercice, ayez l'intention d'expulser sur l'expir toutes les tensions emmagasinées. Soyez à l'écoute de vos sensations et du calme qui s'installe dans votre corps et dans votre mental. Ouvrez doucement les yeux.

Prolongement

Vous pouvez maintenant pratiquer le soupir pour vous libérer du stress, au travail par exemple.

Sourire

Anti-stress, vivification, énergie

Objectif recherché

« Il suffit d'un sourire pour que l'âme entre dans le palais des rêves. »

Victor Hugo

Pour sourire nous utilisons 17 muscles. Leur mouvement simultané permet de déclencher des modifications biochimiques et les substances ainsi libérées induisent une détente corporelle et un sentiment de bien-être. Quand on se sent bien dans son corps, on se sent bien dans sa tête, et inversement.
Le sourire a des **effets bénéfiques sur la santé** et ce moyen d'expression universel favorise la **communication**, facilite et apaise la **relation aux autres**.

Exercice pratique

En posture allongée ou assise, prenez conscience de vos points d'appui. Fermez les yeux et, sur chaque expiration, relâchez votre corps et abandonnez-vous à la détente.

S

Prenez une grande inspiration puis, sur l'expir, libérez-vous de vos tensions.

Faites venir à votre conscience une situation, un souvenir ou une personne qui vous fait sourire, qui vous remplit de joie, puis en conscience, accompagnez avec votre regard intérieur tous **les muscles de votre visage** qui se mettent successivement en mouvement.

Sentez votre sourire se dessiner sur votre visage et suivez son trajet dans votre gorge.
Sentez comme il irradie dans votre poitrine et combien il vous remplit.

Soyez à l'écoute de toutes les sensations agréables et du sentiment de bien-être que le sourire fait naître. Attardez-vous vraiment, savourez, dégustez.
Sur l'inspir, remplissez-vous de tout ce bien-être puis, sur l'expir, diffusez-le dans toutes les parties de votre corps, dans tous vos organes, vos muscles et vos cellules.

Ensuite, exercez-vous intentionnellement à amorcer le sourire sur votre visage. Il empruntera ensuite tout naturellement le trajet décrit précédemment et il vous remplira à nouveau de bien-être.

Prolongement

Maintenant que vous connaissez les bienfaits du sourire, pratiquez-le sans limite !

Stress

Concentration, recentrage, relaxation, libération des tensions

Qu'est-ce que le stress ?

Tout est source de stress : le travail, la perte d'emploi, le bruit, les transports, la famille, l'attente d'un coup de fil...
C'est une réaction physiologique et psychologique normale de notre organisme qui permet de mobiliser les ressources nécessaires pour s'adapter à une situation de changement dans le but de maintenir l'équilibre intérieur.
Sur un court terme, le stress est stimulant et nous invite à donner le meilleur de nous-même. Il est néfaste pour la santé lorsqu'il s'installe dans la durée.

Face au stress, **les réactions physiologiques neuro-hormonales** sont immédiates. Le corps va répondre au stress, accompagné d'une **décharge d'adrénaline**, par une série de **symptômes désagréables** qui vont affecter tous les systèmes de l'organisme :

- Palpitations
- Transpiration inhabituelle
- Oppression thoracique
- Sensation de malaise
- Tremblements des mains
- Bouffées de chaleur
- Sensation de tension dans certaines parties du corps

Lorsque le stress dure et devient chronique, les symptômes ressentis deviennent invalidants et les comportements ne sont plus en adéquation avec la réalité.

La chronicité se manifeste par des troubles physiques, psychologiques, émotionnels ou comportementaux :

- Troubles du sommeil
- Lombalgies, cervicalgies
- Migraines
- Sensation de fatigue
- Douleurs diffuses
- Difficultés de concentration
- Perte de la confiance en soi
- Irritabilité
- Anxiété
- Troubles de l'appétit
- Perception négative de la réalité
- Repli sur soi

En quoi la sophrologie peut-elle être utile ?

En étant à l'écoute des sensations corporelles, la sophrologie permet d'identifier le stress dans le corps et d'apprendre à apaiser ses manifestations, pour mieux le gérer.
Comme elle se pratique en posture assise ou debout, elle peut être utilisée dans tous les domaines de la vie et dans de très nombreuses situations sources de stress.
La sophrologie est **curative** et **préventive**.

L'ancrage*, **la respiration***, **la détente musculaire*** permettent de se recentrer sur soi, de prendre du recul et de ramener le calme lorsque l'on est submergé par le stress. Ces exercices améliorent la qualité du **sommeil***, redonnent de l'énergie et évitent la cristallisation des tensions dans certaines parties du corps.

La **libération des tensions*** permet d'expulser tout le négatif qui parasite notre perception du monde, de notre environnement et des situations de vie en les appréhendant de manière plus positive. C'est une façon de dire à votre corps que vous voulez vous libérer du négatif et des sources de tension. Diverses techniques permettent de mieux gérer le stress et de l'évacuer : **bâiller***, **décompresser** (**saut du polichinelle***), libérer les **épaules*** et la **nuque***, **se décrisper***, serrer le **poing***, **soupirer***, faire de l'**espace***, libérer sa **colère***.

Comment gérer le stress ?

Pour apprendre à **gérer le stress** et à ne pas le laisser prendre toute la place au point de vous paralyser et de vous faire perdre tous vos moyens, entraînez-vous à installer **un chemin** qui vous permettra de prendre du recul et de relativiser tout ce qui se passe.

L'entraînement est important car il permet de ramener le calme dans le corps et dans l'esprit pour que l'être tout entier ne soit plus sous l'emprise du stress.

Exercice pratique

Si vous vous sentez stressé, installez-vous en posture assise de relaxation, vos pieds bien à plat. Fermez les yeux. Redressez-vous pour permettre à l'énergie de circuler et à la colonne d'air de s'ouvrir pour mieux respirer.

Écoutez vos pensées. De quoi parlent-elles ? Que vous disent-elles ? Se projettent-elles vers demain ? Sont-elles tournées vers le passé ?

Comme un spectateur, parcourez votre corps avec votre regard intérieur, en passant par toutes les parties du corps, système par système, pour sentir comment se manifeste le stress.
Votre mental est sous tension et, de ce fait, votre corps aussi. Pour échapper à ce cercle vicieux, faites l'expérience de **vivre dans le présent*** pour ne pas vous laisser polluer.
Prenez conscience de tous vos **points d'appui*** sur le siège, le dos, les fesses, les cuisses et, sur trois grandes respirations, sur l'expir déposez votre corps.

Portez votre attention sur votre respiration, sentez l'air frais à l'inspir et l'air chaud à l'expir.

Posez vos mains sur votre ventre (pour vous **défocaliser des pensées***) et centrez maintenant votre attention sur le mouvement de votre ventre qui se gonfle et se dégonfle. À ce niveau, les idées n'entrent pas. Imaginez que l'air qui entre et qui sort est comme le **va-et-vient des vagues***. Laissez-vous bercer.

Visualisez un flux de détente qui descend tout le long de votre corps, pour installer une **détente musculaire*** système par système (voir introduction).

Ce flux relâche successivement toutes les parties de votre corps, palier par palier. Soyez à l'écoute des sensations de détente, sans jugement et sans *a priori*.

Prenez un temps pour intégrer toutes les sensations, dans tout votre corps.

Puis maintenant, **installez-vous en posture dynamique** pour libérer votre corps de toutes les tensions, système par système, en passant par chaque point d'intégration (voir **Libération des tensions***).

Au niveau de la tête, portez votre attention sur votre front, point d'intégration du premier système, puis prenez une grande inspiration en gonflant votre ventre. En rétention, créez une douce tension du premier système. Ramassez et collectez tout ce qui vous encombre puis, sur l'expiration par la bouche, libérez-vous et expulsez tout vers l'extérieur. Prenez conscience des sensations, sans jugement. À faire trois fois.

Procédez de la même manière pour le deuxième système, au niveau de la gorge, puis pour le troisième système, au niveau du sternum, le quatrième système, au-dessus du nombril, le cinquième système, en dessous du nombril, et enfin pour l'ensemble du corps, au niveau du nombril.

Installez-vous en posture assise de relaxation et prenez un temps pour intégrer toutes les sensations, sans jugement.

Imaginez un **soleil*** radieux au-dessus de votre tête, qui dégage une douce chaleur et une douce énergie.
À trois reprises, inspirez profondément cette douce chaleur et cette douce énergie pour vous en remplir et, sur l'expir, diffusez-les dans tout votre corps comme pour infuser tous vos organes, tous vos muscles et toutes vos cellules.

Prenez un temps pour accueillir toutes les sensations.

Reprenez contact avec la température de la pièce, sentez vos mains sur vos cuisses, mobilisez doucement votre corps pour le remettre en mouvement, puis ouvrez les yeux et bâillez si nécessaire.

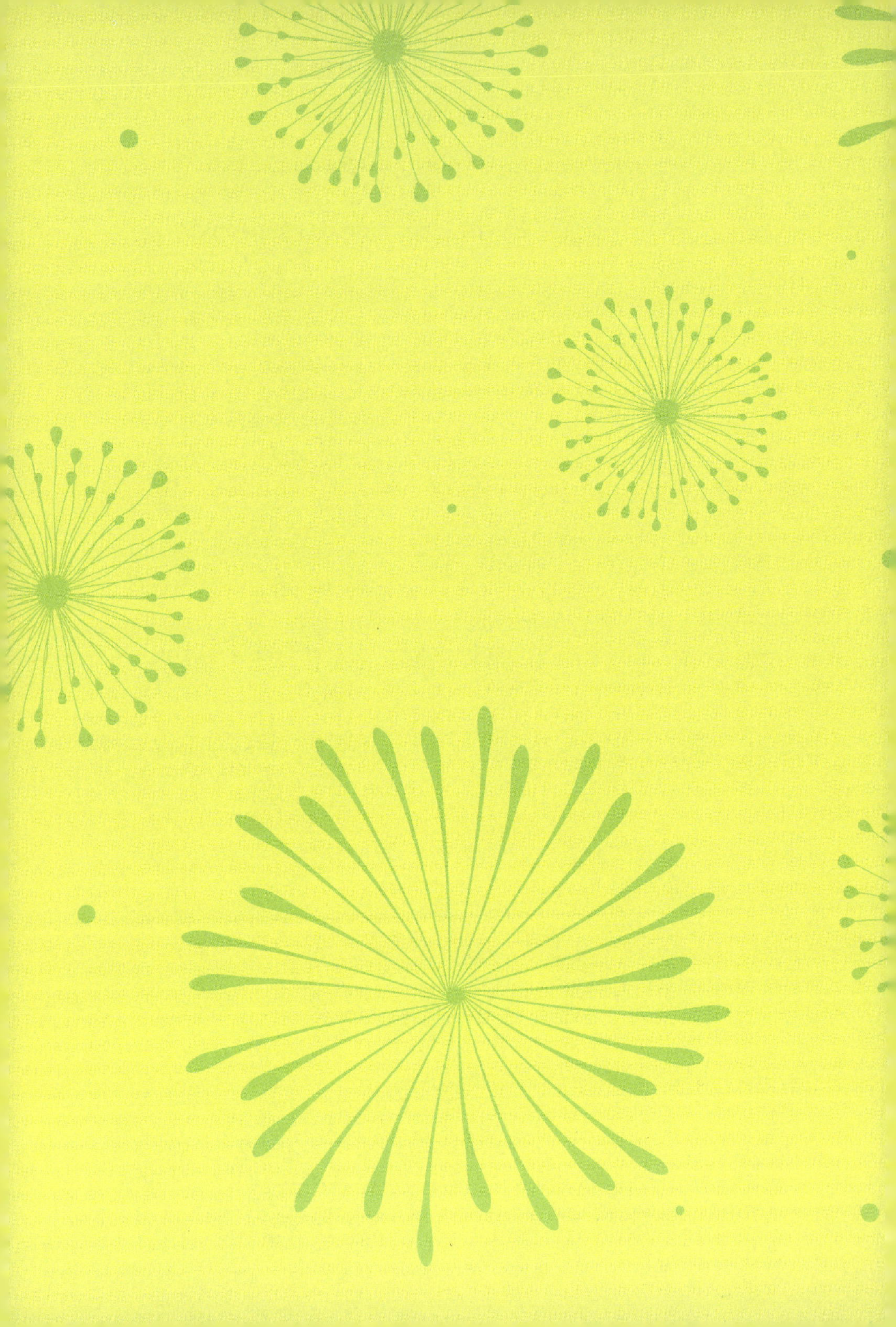

TàV

Tête

Conscience du corps en mouvement

Objectif recherché

Cet exercice permet de prendre conscience du poids de la tête et de la force de gravitation.

Exercice pratique

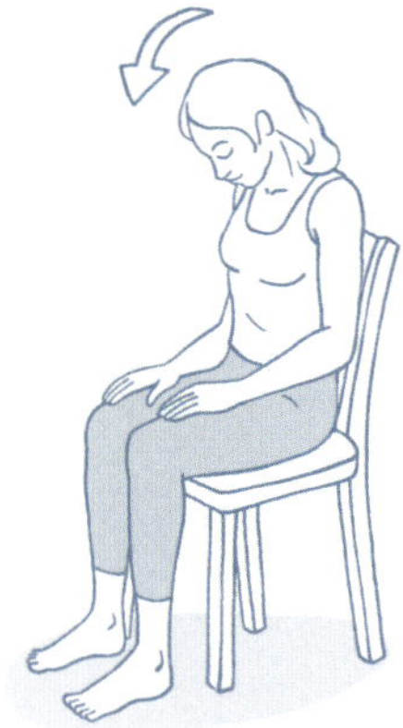

En posture assise de relaxation, prenez conscience de vos points d'appui, entrez en contact avec votre respiration ventrale sur une respiration naturelle, et fermez les yeux. Inspirez par le nez et gonflez votre ventre.
Bloquez votre respiration et penchez lentement **la tête en avant**.

Prenez conscience du **poids de la tête**, des sensations ressenties dans votre corps, sans jugement, en les accueillant comme elles se présentent.

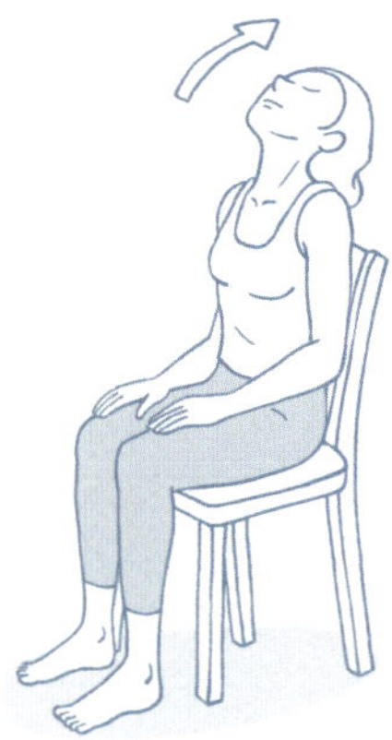

Puis, sur l'expir par la bouche, remontez la tête lentement dans l'axe de la colonne vertébrale. Reprenez une respiration naturelle et libre. À faire trois fois. Ensuite, faites l'exercice en penchant **la tête en arrière**, trois fois.

Puis, prenez un temps pour accueillir toutes les sensations et tous les ressentis, toujours dans la bienveillance, et ouvrez les yeux doucement.

Toucher le ciel

Libération des tensions, anti-stress, relaxation, conscience du corps en mouvement

Objectif recherché

Cet exercice va vous permettre de relâcher votre corps dans le mouvement.

Exercice pratique

En posture debout, vos pieds bien à plat, les bras le long du corps, relâchez vos épaules, fermez les yeux et prenez contact avec votre respiration abdominale.

Prenez conscience des tensions dans votre corps. Détendez votre corps étage par étage en imaginant un flux de détente comme une douce onde qui chemine et qui relâche tous vos muscles de la tête aux pieds.

Puis, inspirez profondément, retenez votre respiration, créez une douce tension de votre corps et, comme pour ramasser tout le négatif et tout ce qui vous pollue, jetez symboliquement un filet de pêche dans toutes les parties de votre corps. Puis, sur l'expir par la bouche, libérez-vous.
À faire trois fois.

Prenez appui sur votre jambe droite en maintenant votre axe avec la colonne vertébrale, toujours dans la **verticalité***, et relâchez votre jambe gauche qui se fléchit naturellement.

Inspirez, gonflez votre ventre et bloquez votre respiration.

Levez le bras droit tout en fermant le poing et étirez-le comme pour toucher le ciel. Simultanément, appuyez-vous sur votre pied droit toujours bien à plat. Étirez ainsi votre hémicorps droit et percevez dans votre corps toutes les sensations, sans jugement.

Puis, laissez retomber votre bras le long du corps en expirant (en ayant conscience de vous libérer des tensions) tout en vous relâchant complètement. Reprenez la posture initiale. À faire trois fois.

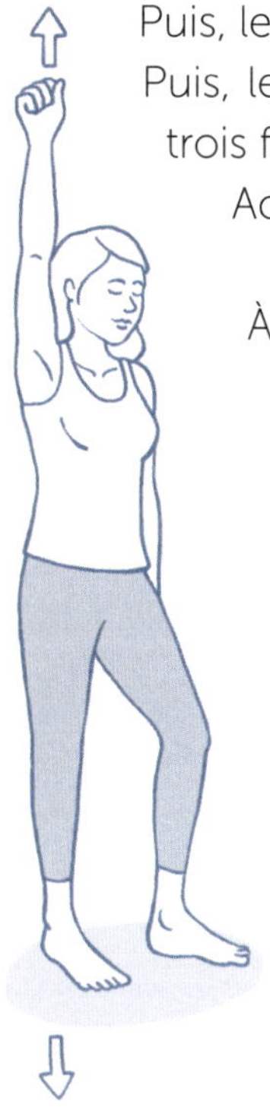

Puis, le côté gauche trois fois.

Puis, les deux bras en même temps, pieds bien à plat, trois fois.

Accueillez toutes les sensations.

À la fin de l'exercice, ouvrez doucement les yeux.

Va-et-vient des vagues

Anti-stress, apaisement, oxygénation, amélioration du sommeil, énergie

Objectif recherché

Cet exercice vous permet de retrouver votre calme intérieur en vous laissant bercer par le mouvement complet de la respiration, et en vous distanciant ainsi de tout ce qui vous parasite.

Exercice pratique

Installez-vous confortablement en position allongée, les mains le long du corps, la tête dans l'axe de la colonne vertébrale. Fermez les yeux. Prenez conscience des points d'appui de votre corps.

Regardez en spectateur les idées, les sentiments et les émotions qui défilent en vous et accueillez-les sans jugement, comme un état de fait, une façon de prendre du recul et d'être présent à soi.

Prenez conscience qu'à l'inspir l'air est frais et qu'à l'expir il est chaud et humide. Sur chaque expiration, relâchez votre corps et **libérez-vous intentionnellement des tensions***.

Portez votre attention sur **votre ventre** qui se gonfle et se dégonfle au rythme de votre respiration. Inspirez **le calme** et, à l'expir, laissez intentionnellement diffuser ce calme dans votre ventre, si bien que sur chaque respiration il se gonfle davantage.

Portez ensuite votre attention sur **votre thorax** qui se soulève à l'inspir et s'affaisse à l'expir, et invitez le calme à se déposer à ce niveau pour augmenter l'amplitude respiratoire.

Et enfin, invitez vos épaules à se soulever sur l'inspiration, puis à s'abaisser sur l'expiration.

Maintenant, laissez-vous porter par **la respiration* sur les trois étages**.

Sur le temps inspiratoire, successivement, gonflez votre ventre, votre thorax et soulevez vos épaules et, sur le temps expiratoire, successivement, relâchez vos épaules, dégonflez votre poitrine, puis votre ventre.

Imaginez alors que ces mouvements sont comme le va-et-vient des vagues. Laissez-vous bercer par **le flux et le reflux de l'air**, semblables au mouvement des vagues qui vont et qui viennent.

Dans ce mouvement, peut-être pouvez-vous ressentir, sur l'inspir, une vague d'énergie qui glisse sur le devant de votre corps, des pieds jusqu'au sommet de votre tête et qui retombe sur l'arrière de votre corps du haut jusqu'en bas.

Durant cet exercice, sur une respiration calme, soyez à l'écoute de toutes les sensations dans le corps et ressentez le bercement. Laissez-vous bercer...

Félicitez-vous d'avoir pris ce temps. Bougez les doigts doucement, les pieds, reprenez conscience des points d'appui et de la température de la pièce. Ouvrez lentement les yeux quand vous êtes prêt et étirez-vous si nécessaire.

Verticalité

Confiance en soi, recentrage, concentration

Malgré la pesanteur qui attire l'homme vers le bas, il reste debout. Prenez déjà conscience de ça ! La verticalité est le propre de l'homme et c'est le seul être du monde animal à s'être redressé et à s'être élevé ainsi, ce qui lui a permis de développer sa pensée et son intelligence et de conquérir son environnement en se déplaçant de façon différente. Selon certaines traditions, l'homme est **le trait d'union entre le ciel et la terre**.

Grâce à notre colonne vertébrale (la superposition des vertèbres et les articulations et muscles qui lui sont propres), nous pouvons effectuer une multitude de mouvements dans plusieurs directions (mouvements d'extension, de flexion, d'inclinaison latérale et de rotation), tout en conservant notre unité corporelle.

Objectif recherché

La verticalité permet aux énergies de mieux circuler dans le corps et à la colonne d'air de remplir toutes ses fonctions. Sentir et maintenir sa verticalité, c'est aussi prendre sa place et tenir sa place. L'exercice proposé développe la **concentration***, la **confiance en soi***, la conscience de son corps avec le sentiment d'être le lien entre le ciel et la terre.

Exercice pratique

En posture debout, fermez les yeux et entrez en contact avec votre monde intérieur.

Inspirez par le nez en gonflant votre ventre sans forcer et, sur l'expir par la bouche, dégonflez le ventre. Laissez-vous bercer par ce mouvement abdominal.

Prenez conscience de la présence de **votre colonne vertébrale**.

Visualisez des racines qui partent du dessous de vos pieds et qui cheminent jusqu'au centre de la terre. Puis, imaginez que du sommet de votre tête, un fil d'une blancheur immaculée s'étire jusqu'au ciel. Vous êtes ainsi relié au ciel et à la terre.

Imaginez maintenant **l'énergie de la terre** qui passe par vos pieds, longe vos jambes et entre à l'intérieur de votre colonne vertébrale au niveau du coccyx. Elle passe par les lombaires, les dorsales et les cervicales et suit le trajet du fil pour aller jusque dans le ciel.
Le long du fil s'écoule l'énergie du ciel, qui longe l'arrière de la tête et entre dans votre colonne vertébrale, qu'elle suit pour plonger dans le sol jusqu'au cœur de la terre.

Laissez-vous emporter et bercer par ce flux d'énergie qui circule et qui passe par la colonne vertébrale, cet **arbre de vie** qui fait le lien entre le ciel et la terre et entre toutes les parties de votre corps.

Percevez cette verticalité, cette énergie en vous, soyez digne d'être qui vous êtes et ressentez ce sentiment de prendre et d'être à votre place.

Prolongement

Pratiquez cet exercice régulièrement pour pouvoir l'utiliser dans des situations qui vont nécessiter que vous preniez votre place, par exemple lorsque vous passez un entretien.

Bilan

Description des sensations et des impressions

Je vous propose de faire un petit bilan grâce à la **phénodescription**, une étape en sophrologie qui permet de **mettre des mots sur les sensations, les émotions et les sentiments**, soit sur tout ce que vous avez vécu et ressenti pendant les exercices.

Après chaque séance, je vous invite à remplir le tableau de la page suivante et à noter, au niveau de chaque système, quelles sensations, quelles émotions et quels sentiments vous ont traversé, pour conserver une trace de votre pratique. N'hésitez pas à le photocopier pour pouvoir le réutiliser ou continuer à le compléter.

Les sensations et les sentiments sont ce qu'ils sont, vous devez les accueillir sans jugement et sans interprétation, dans la bienveillance, comme un état de fait dans l'instant présent.

Je vous propose aussi d'évaluer l'intensité ou la densité de ce que vous avez ressenti en mettant dans les cases des petites croix (+ / ++ / +++ / ++++) ou des moins (– / – –), ou un 0.

Pour vous aider à remplir cette partie, vous pouvez trouver dans la rubrique **Agréable*** des mots qui peuvent correspondre à ce que vous ressentez, mais ce n'est bien entendu pas exhaustif, n'hésitez pas à noter vos propres termes.

Sensations ou sentiments			
		1	2
1er système	Front		
	Cuir chevelu		
	Yeux		
	Joues		
	Bouche		
	Mâchoires		
2e système	Cou		
	Nuque		
	Trapèzes		
	Épaules		
	Bras		
	Mains		
3e système	Thorax		
	Haut du dos		
	Diaphragme		
	Respiration thoracique		
4e système	Ventre		
	Respiration abdominale		
	Zone lombaire		
5e système	Bassin		
	Muscles fessiers		
	Cuisses		
	Genoux		
	Mollets		
	Chevilles		
	Orteils		
	Conscience de l'enracinement		
	Pensées parasites		
	Conscience de la détente		
	Conscience de la libération des tensions		
	Conscience de la verticalité		
	Image agréable		

Séances				
3	4	5	6	7

Aide-mémoire

Amélioration du sommeil
Défocalisation des pensées
Détente musculaire complète
Détente musculaire rapide
Émotions
Endormissement
Libération des tensions
Mot de calme
Points d'appui
Sommeil
Stress
Va-et-vient des vagues

Ancrage
Ancrage
Arbre
Bercement
Verticalité

Concentration
Ancrage
Concentration
Défocalisation des pensées
Équilibre
Présent
Verticalité

Confiance en soi
Arbre
Confiance en soi
Dire non
Équilibre
Espace
Marche virtuelle
Réussite
Verticalité

Conscience du corps dans le mouvement
Bras
Coup de fouet
Cueillette des cerises
Épaules
Équilibre
Espace
Jambes
Marche virtuelle
Nuque
Rotation axiale
Saut du polichinelle
Tête
Toucher le ciel

Détoxification
Bâillement
Diaphragme

Douceur
Bercement
Bien-être
Cinq sens
Massage de la tête
Réveil
Soleil

Énergie
Arbre
Bâillement
Bien-être
Coup de fouet
Réveil
Saut du polichinelle
Soleil
Soufflet thoracique
Sourire
Va-et-vient des vagues

Équilibre
Cueillette des cerises
Équilibre
Marche virtuelle

Gestion des émotions
Colère
Décrispation
Défocalisation des pensées
Détente musculaire complète
Détente musculaire rapide
Dire non
Émotions
Espace
Instant présent
Libération des tensions
Mot de calme
Poing
Respiration
Saut du polichinelle
Soufflet thoracique
Soupir
Sourire
Va-et-vient des vagues

Gestion du stress
Ancrage
Bâillement
Bercement
Bien-être
Cinq sens
Coup de fouet
Décrispation
Défocalisation des pensées
Détente musculaire complète
Détente musculaire rapide
Diaphragme
Espace
Libération des tensions
Massage de la tête
Mer
Mot de calme
Poing
Points d'appui
Respiration
Saut du polichinelle
Soufflet thoracique
Soupir
Sourire
Stress
Va-et-vient des vagues

Libération des tensions
Bâillement
Colère
Coup de fouet
Décrispation
Dos
Épaules
Espace
Libération des tensions
Nuque
Poing
Saut du polichinelle
Soupir
Toucher le ciel

Oxygénation
Bâillement
Chauffage corporel
Diaphragme
Respiration
Soufflet thoracique
Va-et-vient des vagues

Recentrage
Agréable
Ancrage
Bercement
Chauffage corporel
Concentration
Corps
Décrispation
Défocalisation des pensées
Détente musculaire complète
Détente musculaire rapide
Instant présent
Massage de la tête
Mer
Points d'appui
Respiration
Sommeil
Va-et-vient des vagues
Verticalité

Relaxation, apaisement
Agréable
Bâillement
Bercement
Bien-être
Chauffage corporel
Cinq sens
Décrispation
Détente musculaire complète
Détente musculaire rapide
Diaphragme
Dos
Endormissement
Libération des tensions
Massage de la tête
Mer
Mot de calme
Rotation axiale
Sommeil
Sourire
Toucher le ciel
Va-et-vient des vagues

Vivification, stimulation
Bâillement
Chauffage corporel
Réveil en douceur
Soleil
Soufflet thoracique
Sourire

L'auteur

Ayant obtenu son diplôme d'**infirmière** en 1985, Sylvie Obé a exercé en tant que cadre de santé pendant 18 ans. Son apprentissage de la vie, ses expériences professionnelles et personnelles et ses rencontres avec des personnes de différents horizons l'ont ensuite guidée sur le chemin de la sophrologie.

Formée pendant deux ans au sein de l'ESSA (École supérieure de Sophrologie Appliquée), Sylvie Obé devient **sophrologue praticien** et **relaxologue** en mai 2014. Titulaire d'une certification professionnelle RNCP dont le niveau de qualification est reconnu par l'État, elle reçoit aujourd'hui enfants et adultes dans son cabinet, pour leur apprendre à **se détendre, se ressourcer** et devenir acteurs de leur mieux-être. Elle accompagne notamment des personnes en burn-out, des séniors ainsi que des proches de personnes malades.

Sa première spécialité est la **sophrologie ludique,** ce qui lui permet d'animer entre autres des ateliers collectifs auprès des adultes sur les thèmes de la gestion des émotions et du stress et de la relaxation. Sa deuxième spécialité est la prévention des **risques psychosociaux.**

Elle intervient en maison d'arrêt, en collectif et en individuel, et y anime des ateliers pratiques dont le but est de générer le mieux-être par des exercices de sophrologie.

Par ailleurs, elle travaille dans une **association d'insertion** en tant que formatrice en communication et sophro-relaxologue et accompagne des personnes en isolement social.

Elle anime des conférences sur le thème du « bien vieillir » et des formations sur « la gestion du stress ».

La pratique de la sophrologie lui permet de mettre en adéquation ses propres valeurs et la véritable place de l'être humain libre, respecté et digne dans la société actuelle et dans tous les domaines de la vie.

Sylvie Obé est également membre de la Société Française de Sophrologie et est inscrite au Répertoire National de la Certification Professionnelle.

Pour plus d'informations, voir www.sylvieobe-sophrologue.com.

Fb : Sylvie Obé Sophrologue

Direction : Guillaume Pô
Direction éditoriale : Tatiana Delesalle
Édition : Iris Dion
Suivi éditorial : Christelle Fucili
Direction artistique : Sylvaine Beck
Mise en pages : Éditédito
Illustrations : Lise Herzog
Illustration de couverture : iStock
Direction de fabrication : Thierry Dubus
Suivi de fabrication : Gwendoline da Rocha

Mango, mai 2016, pour l'édition originale (parue sous le titre *100 % Sophrologie*)
Mango, août 2018, pour la présente édition
www.mangoeditions.com

Dépôt légal : août 2018
ISBN : 9782317018497
Code MDS : 63867

Achevé d'imprimer en juillet 2018
par DZS Grafik en Slovénie
N° d'édition : M18138